Dr.Medipedia

医万个为什么——全民大健康医学科普丛书

肾强体健话健康

——成人肾脏疾病科普问答

胡三元 总主编

胡 昭 韦建新 主 编

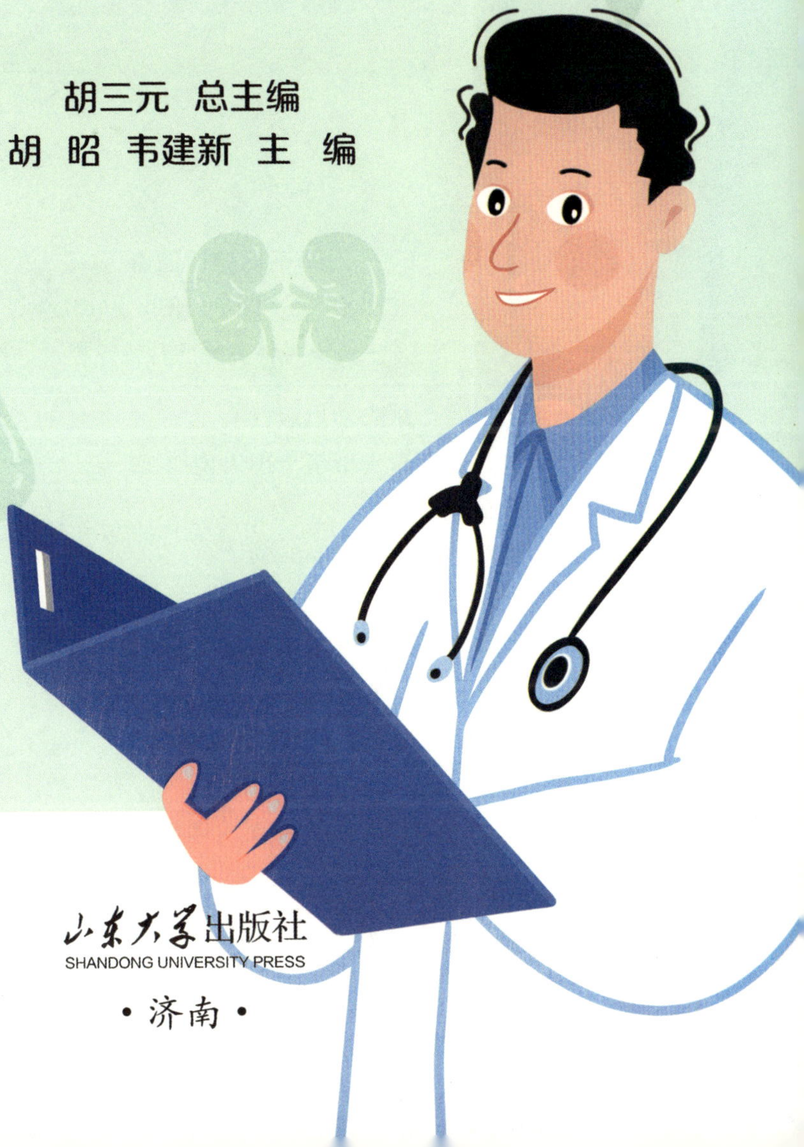

山东大学出版社

SHANDONG UNIVERSITY PRESS

·济南·

图书在版编目(CIP)数据

肾强体健话健康 ：成人肾脏疾病科普问答 / 胡昭，韦建新主编. -- 济南 ：山东大学出版社，2025. 5.
(医万个为什么 ：全民大健康医学科普丛书 / 胡三元主编). -- ISBN 978-7-5607-8827-2

Ⅰ. R692-44

中国国家版本馆 CIP 数据核字第 2025DU8644 号

策划编辑 徐 翔
责任编辑 毕玉璇
封面设计 王秋忆

肾强体健话健康

SHENQIANG TIJIAN HUA JIANKANG

——成人肾脏疾病科普问答

出版发行	山东大学出版社
社　　址	山东省济南市山大南路 20 号
邮政编码	250100
发行热线	(0531)88363008
经　　销	新华书店
印　　刷	济南新雅图印业有限公司
规　　格	720 毫米×1000 毫米 1/16
	8 印张 133 千字
版　　次	2025 年 5 月第 1 版
印　　次	2025 年 5 月第 1 次印刷
定　　价	62.00 元

《肾强体健话健康——成人肾脏疾病科普问答》
编委会

主　审　周淑华　山东大学齐鲁医院德州医院

主　编　胡　昭　山东大学齐鲁医院

　　　　　韦建新　山东大学齐鲁医院德州医院

副主编　李学港　山东大学齐鲁医院德州医院

　　　　　韩秀霞　山东大学齐鲁医院德州医院

　　　　　张倩倩　山东大学齐鲁医院德州医院

　　　　　王　剑　山东大学齐鲁医院德州医院

　　　　　李文跃　山东大学齐鲁医院德州医院

　　　　　商　滨　德州市中医院

　　　　　贾　真　山东大学齐鲁医院德州医院

秘　书　孙　婧　山东大学齐鲁医院德州医院

编　委　（按姓氏笔画排序）

　　　　　王　杰　山东大学齐鲁医院德州医院

　　　　　王　雪　山东大学齐鲁医院德州医院

　　　　　孔荣珍　山东大学齐鲁医院德州医院

　　　　　刘　芳　山东大学齐鲁医院德州医院

　　　　　孙　婧　山东大学齐鲁医院德州医院

　　　　　李　慧　德州市陵城区人民医院

　　　　　李春霞　德州市陵城区人民医院

　　　　　宋　鑫　山东大学齐鲁医院德州医院

　　　　　张相瑜　山东大学齐鲁医院德州医院

　　　　　张雪梅　德州市陵城区人民医院

陈兴映　山东大学齐鲁医院德州医院
赵　田　山东大学齐鲁医院德州医院
高志华　山东大学齐鲁医院德州医院

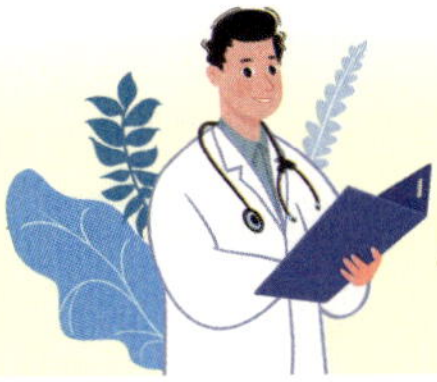

序一

新时代医者的使命担当

——为百姓打造有温度的医学科普

党的二十大报告指出，人民健康是民族昌盛和国家富强的重要标志，要把保障人民健康放在优先发展的战略位置，完善人民健康促进政策。

“科技创新、科学普及是实现创新发展的两翼，要把科学普及放在与科技创新同等重要的位置。”习近平总书记这一重要论述，为新时代医者做好医学知识普及工作指明了前进方向、提供了根本遵循，那就是传播健康理念，力求让主动健康意识深入人心。

“科普，从病人中来，到百姓中去。”山东省研究型医院协会响应国家“全民大健康”“科普创新”等一系列战略规划，借助实力雄厚的专家团队，在山东大学出版社的牵头下编纂的“医万个为什么——全民大健康医学科普丛书”问世了。丛书以向人民群众普及医学科学知识，提高全民科学素养和健康水平为根本宗旨，不仅可以在人们心中种下健康素养的种子，还能将健康管理落到实际行动上，让科普成为个人的“定心丸”，成为医生的“长效处方”，进而成为全民大健康的“防护网”。

传递医学科普，是一种社会责任。医道是“至精至微之事”，习医之人必须“博极医源，精勤不倦”，此为专业之“精”；有高尚的品德修养，以“见彼苦恼，若己有之”感同身受的心，策发“大慈恻隐之心”，进而发愿立誓“普救含灵之苦”，这是从医情怀。有情怀，才有品位；有情怀，才有坚持。国际上，很多医学大家也是科普作家。例如哈佛医学院教授、外科医生阿图·葛文德所写的《最好的告别》，传递出姑息治疗的新思路。世界著名的顶级学术期刊《自然》(*Nature*)、《科学》(*Science*)创立之初，就秉持科普色彩，直至今日，很多非专业读者仍醉心其趣味性和准确性。在我国，越来越多的医学专家和同仁也开始重视科普宣教，经常撰写科普作品，参加科普访谈，助力科普公益活动，引领大家的健康生活理念，加强疾病预防。

杏林春暖，有百姓健康相托，“医万个为什么——全民大健康医学科普丛书”创作团队带着一份责任和义务，集结100多个医学专业委员会，由百余位医学名家牵头把关，近千名医学一线人员编写，秉持公益科普的初心和使命，以心血成此科普丛书。每一本书里看似信手拈来的从容，都是医者从医多年厚积薄发的沉淀。参与创作的医者们带着情怀和担当参与到这项科普工程中，他们躬身实践、博采众长、匠心独运，力求以精要医论增辉杏林。

创作医学科普，是一种专业素养。生命健康，是民生大事。医学科普，推崇通俗，但绝不能低俗。相比于自媒体时代各种信息、谣言漫天飞的现象，这套丛书从一开始的定位就是准确性和科学性，绝不可有似是而非的内容。在内容准确性和科学性的基础上，还力求语言通俗易懂。为此，本系列丛书借鉴“十万个为什么”科普丛书，采取问答形式，就百姓关心的健康问题答惑释疑，指导人们如何科学防治疾病。上到耄耋老者，下至认字孩童，皆能读得懂、听得进，还能用得上，力倡“每个人是自己健康第一责任人”。

推广医学科普，是一种创新传播。科普，不是孤芳自赏，一定要能够打动人心、广泛传播。这就要求有创新、有温度的内容表达方式和新颖的传播形式。内容上，本套丛书从群众普遍关心的问题出发，突出疾病预防，讲述一些常见疾病的致病因素，让读者了解和掌握疾病的预防知识，尽量做到不得病、少得病，防患于未然。一旦得了病，也能做到早发现、早确诊，不贻误病情和错失救治良机。在传播方式上，为了方便读者高效利用碎片化时间，也为了让读者有更多获取健康知识的途径，本套丛书在制作时把每部分内容都录制成音频，扫码即可听书。为保证科普的系统性，丛书以病种划分为册，比如《心血管疾病科普问答》《内分泌与代谢疾病科普问答》《小儿外科疾病科普问答》等，从而能最大限度地方便读者直截了当地获取自己关心的科普内容。最终形成的这套医学科普丛书既方便读者查阅，又有收藏价值，还具有工具书的作用。

坚守医学科普，还需要有执着的精神。医学科普的推广、普及并非一日之功，必将是一项长期性、系统性的工程，我们将保持团队的活力和活跃性，顺应时代发展，不断更新知识，更好地护佑百姓健康。

这样一群有责任、有情怀、有坚守、有创新的杰出医者为天下苍生之安康所做的这件事，看似平凡，实则伟大。笔者坚信，他们在繁忙的临床、科研、教学工作以外耗费大量心血创作的这套大型医学科普丛书，必将成为医学史上明珠般的存在。不求光耀医史长河，但求为百姓答疑解惑，给每一位读者带来实实在在的健康收益。

中国工程院院士　张运

2023 年 4 月

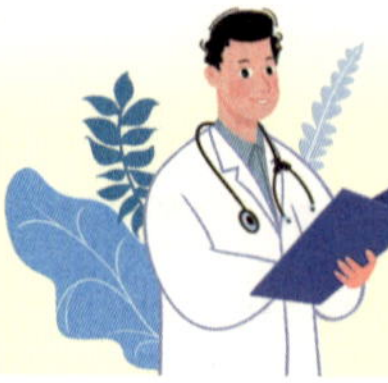

序二

让医学回归大众

欣闻"医万个为什么——全民大健康医学科普丛书",这套由近千名医学领域专家和临床一线中青年医务人员撰写完成的丛书即将付梓,邀我作序,幸何如之。作为丛书总策划、总主编胡三元教授的同窗挚友,能先一睹著作,了解丛书撰述缘由,详读精心编写的医学科普内容,不禁感叹齐鲁医者之"善爱之心"及医学科普见解之独到。

庞大的丛书作者背后是民生温度。从医三十多年,我始终认为大众健康素质和健康意识的提高,是健康中国建设的重要内容。作为医生,应该多写科普类文章,给老百姓普及健康和医学知识,拉近与人民群众的距离,让科普成果切切实实为百姓带去健康福祉。

执好一支笔,写好小科普

医疗是一个专门的领域,由于人体的复杂性,注定了疾病本身往往是非常复杂的。虽然自 19 世纪以来,医学随着科学技术的现代化而飞速发展,人类攻克了很多疾病,但仍有许多疾病严重威胁着人类健康及生活质量。

医防融合是一个老话题,但不应只定格在诊室,还要延伸到诊室外,让医学科普知识融入百姓的日常生活,成为百姓的家居"口袋书",对防病更能起到重要作用。

普通民众的医学知识毕竟有限,在生活水平日益提高的当下,健康无疑是最热门的话题之一,可很多民众的防病及治病方式存在诸多误区,有些方法甚至还有害无益。

得益于互联网传播和智慧医疗的日益发达，许多执业医师走上了科普道路，为民众普及健康常识，提高全民的健康素养。创作医学科普对大众健康有利，而对医者而言，也能丰富自己的知识，精细化自己的思维，在医学求知路上不断前进。“医万个为什么——全民大健康医学科普丛书”作为科普知识的大集锦，依托山东省研究型医院协会雄厚的专家团队，凝聚起了近千名专家和中青年医学骨干力量，掀起“执好一支笔，写好小科普”热潮，在新世纪的今天，可谓功不可没，意义深远。

编好一套书，护佑数代人

科普不仅能够预防疾病的发生，很多已经发生的疾病也能够通过科普获得更好的预后。从这个意义上说，医生做科普的意义绝不亚于治病。从落实健康中国战略，到向世界发出大健康领域的“中国之声”，在疾病防治上，我国医者贡献了不少中国智慧和中国方案。

“医万个为什么”脱胎于我们小时候耳熟能详的“十万个为什么”科普丛书，初读就觉得接地气、有人气。丛书聚焦的问题，也全部是与百姓息息相关的疾病疑难解答，全面、权威、可信、可靠。

尤让我耳目一新的是这套丛书创新性地采取了漫画插图以及音频植入的方式，相比单纯的文字阅读，用画图和语音的方式向读者介绍，会更直观。很多文字不易表达清楚的地方，看图、听音频会一目了然、一听而知，能切实助推健康科普知识较快为读者所掌握，不断提升大众对健康科普的认同感，相信丛书出版后，也会快速传播，成为百姓口口相传的“健康锦囊”。

凝聚一信念，擘画大健康

一头连着科普，一头连着百姓；一头连着健康，一头连着民生。

毫无疑问，“医万个为什么——全民大健康医学科普丛书”的编者们举山东之力，聚大医之智，以“善爱之心”成此巨著，已经走在了医学科普传播的最前沿，该丛书在当代医学科普领域堪称独树一帜之作。

我也殷切希望，医者同仁能怀赤子之心，笔耕不怠，医防融合，不断践行“让医学回归大众”的使命，向广大人民群众普及医学知识。期待本丛书成为护佑百姓健康的“金字招牌”，为助力健康中国建设做出应有贡献。

最后，向山东省研究型医院协会及各位同仁取得的成绩表示钦佩，并致以热烈的祝贺。

中国工程院院士

2023 年 5 月

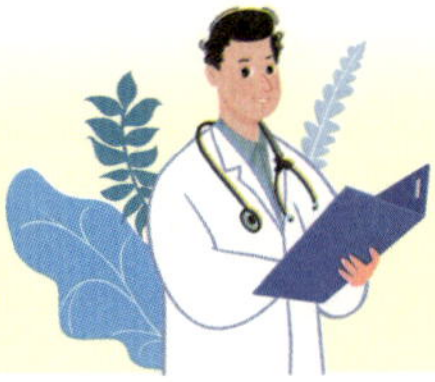

前言

肾脏作为人体的重要器官，默默承担着维持内环境稳定、排泄代谢废物、调节水电解质平衡等关键职责，宛如身体的“精密卫士”。然而，随着现代生活节奏的加快、环境变化以及不良生活方式的影响，肾脏疾病的患病率正逐年攀升，成为威胁大众健康的“隐形杀手”。从常见的肾小球疾病、肾小管间质疾病，到严重的肾衰竭、尿毒症。这些病症不仅给患者带来身体上的痛苦，还对其生活质量、家庭经济造成沉重打击。

在临床实践中我们发现，许多患者对肾脏疾病的认知极为有限，在疾病的防治过程中存在诸多误区。有的患者因缺乏对疾病早期症状的了解，未能及时就医，导致病情延误；有的患者在治疗过程中，因不理解各项检查和治疗手段的意义，难以积极配合，影响治疗效果。同时，网络上繁杂的信息真假难辨，也常常让患者感到困惑，甚至误导他们做出错误的决策。因此，普及肾脏疾病科学知识，帮助大众树立正确的防治理念，显得尤为重要。

本书围绕肾脏疾病精心挑选了大众普遍关心的问题，涵盖肾脏疾病的病因、发病机制、诊断方法、治疗手段以及肾脏替代治疗等多个方面。编写团队由经验丰富的肾内科医护人员组成，他们在参考大量权威教材、著作以及最新文献资料的基础上，结合自身丰富的临床经验，用通俗易懂的语言进行创作，力求为读者提供科学、准确且实用的信息。

我们衷心希望本书能成为大众了解肾脏疾病的得力助手，帮助大家更好地认识肾脏疾病，提高自我保健意识，在面对疾病时不再迷茫和恐惧。若您在阅读过程中有任何疑问或建议，欢迎随时与我们交流，期待共同为守护肾脏健康而努力。

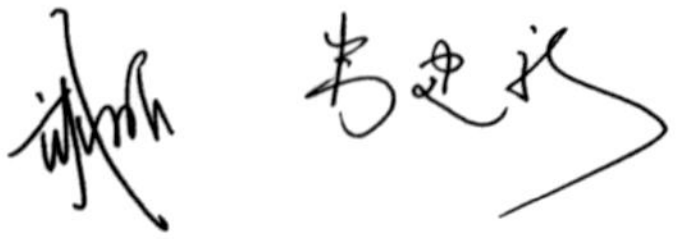

山东大学齐鲁医院

2025 年 4 月

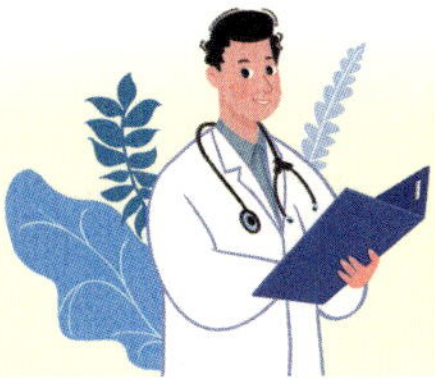

目录

肾脏病

肾小球疾病

肾脏替代治疗

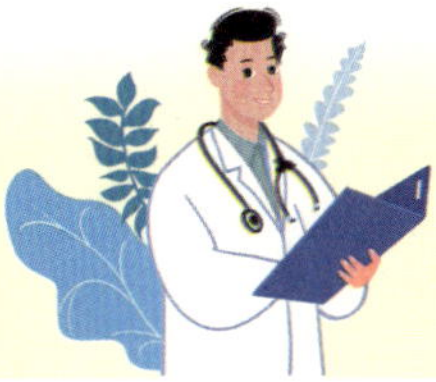

肾脏病

1.肾脏有哪些神奇的地方？

肾脏有多神奇，你知道吗？体内水循环的调控者，就是这一对外形似蚕豆的器官——肾脏。它们位于脊柱两侧，精密地调节着身体的代谢产物、水分、电解质等物质的排泄与吸收，还能调节酸碱度，并承担某些激素的分泌任务，堪称内环境处理加工厂。

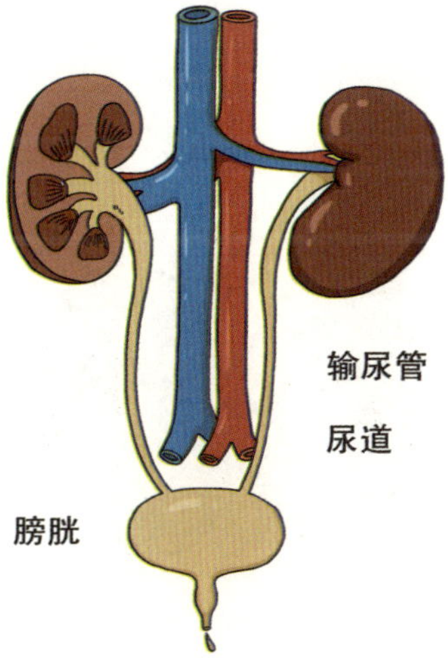

下面有请肾脏来介绍一下自己：

“大家好，我叫肾脏，我的使命就是竭诚维护人体内环境稳定，我有约 200 万个兄弟姐妹——肾小球，平时只需要一半的小伙伴工作，就能保证肾功能正常。我的储备力量强大，一个小伙伴倒下，另一个小伙伴上去，但如果多个小伙伴倒下去，得不到治疗，肾功能就会受损。肾小球每天过滤新鲜的血液，产生原尿，这些原尿经过肾小管九曲十八弯，99%的成分如水、葡萄糖、氨基酸等，在这里被重吸收回血液，只有1%的尿液最终排出体外。人体代谢废物、进入体内的有害物质、服用的药物等，绝大部分都通过我排出体外。”

肾脏每天过滤约200升体液，相当于20桶水。肾脏对体内各种离子具有调节作用，可维持体内酸碱平衡。此外，肾脏还具有调节内分泌的功能。肾脏分泌的肾素可以使血压升高，同时肾脏分泌的前列腺素又具有降压作用，所以肾脏也具有调节血压的作用。

肾脏能分泌促红细胞生成素，这种激素可作用于骨髓造血系统，促进骨髓对铁的利用，加速血红蛋白、红细胞生成。缺乏此种因子易造成贫血。肾脏还能分泌活性维生素 D_3，作用于人体的胃肠道，促进钙、磷的吸收，调节骨骼生长。另外，肾脏分泌的缓激肽类物质扩张肾脏血管及促进钠的排泄，从而参与人体血液动力学的调节。

因此，肾脏受损后，患者会出现内环境紊乱、内分泌紊乱，严重时会出现尿毒症，危及生命，请大家多关注自己的肾脏健康。

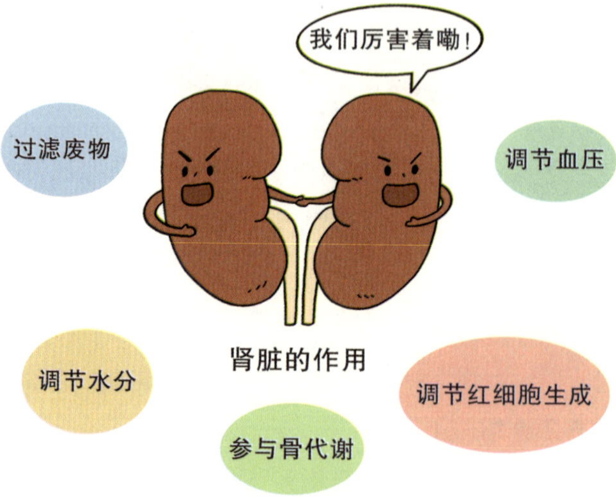

2.设立世界肾脏日的意义是什么?

全球慢性肾脏病的发病率不断上升,而大多数人都对该病缺乏基本认知。面对这一现象,国际肾脏病学会与国际肾脏基金联盟联合提议,从 2006 年起,将每年 3 月的第 2 个星期四确定为世界肾脏日。

肾脏是非常重要的器官,肾脏病变会对日常生活和生活质量造成一定的影响。因此,了解一定的肾脏病知识是很有必要的。世界肾脏日旨在宣传:当大家出现以下一些情况时,如泡沫尿、血尿、眼睑及双下肢水肿、夜尿频多、尿量减少、不明原因的乏力、不明原因的恶心和呕吐、不明原因的腰痛,应加以重视,及时就医处理。

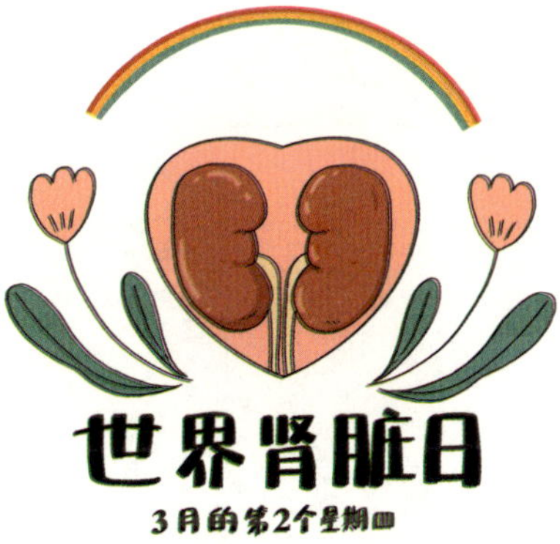

当患有慢性肾脏病时,一定要了解原发病是什么,并做好一定控制,尽最大努力控制尿蛋白、血肌酐。例如,糖尿病肾病、高血压肾病患者,控制好血压与血糖是十分有必要的。再比如,慢性肾小球肾炎需用药及时控制病情进展,不要因无明显不适而停止治疗,以免在若干年后进展为慢性肾脏病时追悔莫及。

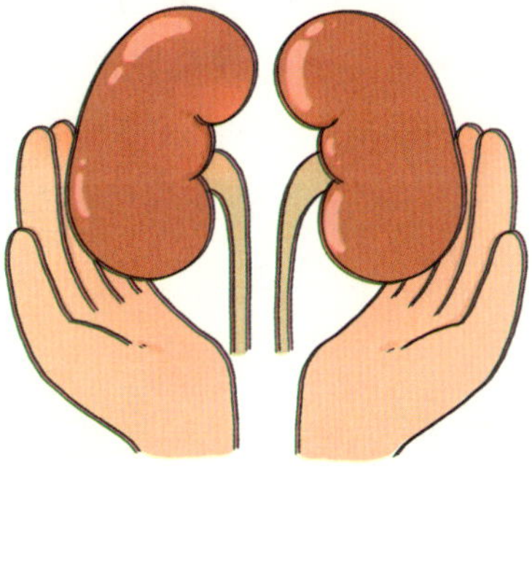

3.为什么慢性肾脏病被称为“隐形杀手”?

慢性肾脏病之所以被称为“隐形杀手”,是因为慢性肾脏病的病程较长,早期的肾脏疾病可能不造成任何不适,容易被忽视。当患者发现时,可能已经到达尿毒症晚期,需要肾替代治疗。

那么,早期出现什么情况提示肾脏出现了问题呢?①夜间排尿量增多,排尿次数增多,每晚超过 3 次。②出现泡沫尿且不易消退。③不明原因乏力。④血尿。⑤眼睑及下肢水肿。⑥不明原因贫血。⑦血压升高。⑧不明原因的食欲减退、恶心、呕吐等症状。若出现这些情况,提示肾脏可能出现了问题,要及时到医院检查。

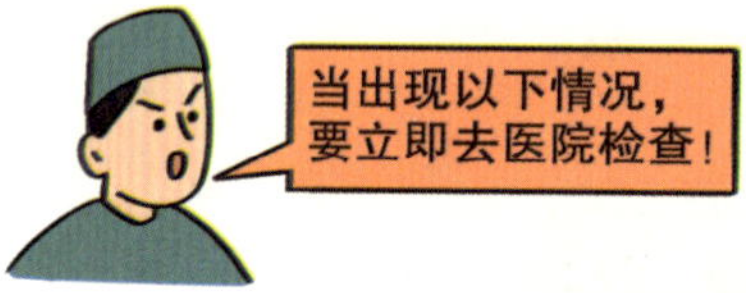

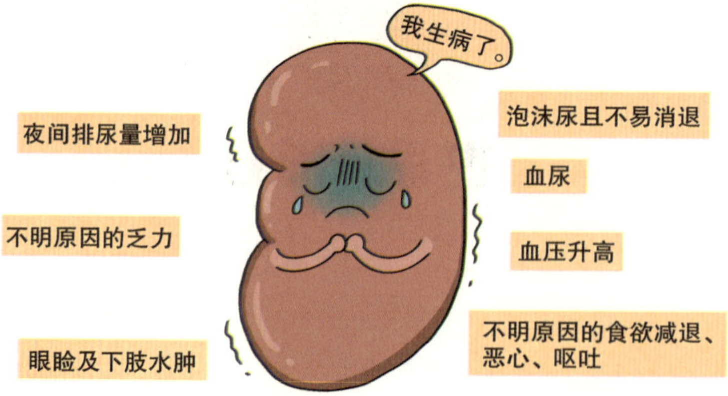

提醒大家,每年定期进行体检很重要,尤其是慢性肾脏病患者,一定要找到病因,对因治疗,最大限度延长患者到达尿毒症晚期的时间。对于常见的糖尿病、高血压,控制血糖、血压达标十分重要,经过医生的指导及时用药,避免停药、停止治疗,经过医生和患者之间的互相沟通,可避免几年后出现终末期肾病。

终末期肾病很可怕,及早预防疾病很重要,平时养成良好的生活习惯,低盐、低脂饮食,保持心理健康,适量运动,戒烟、戒酒,少熬夜,多饮水,不憋尿,不乱服药物，定期监测血压、血糖。出现问题及时就医。

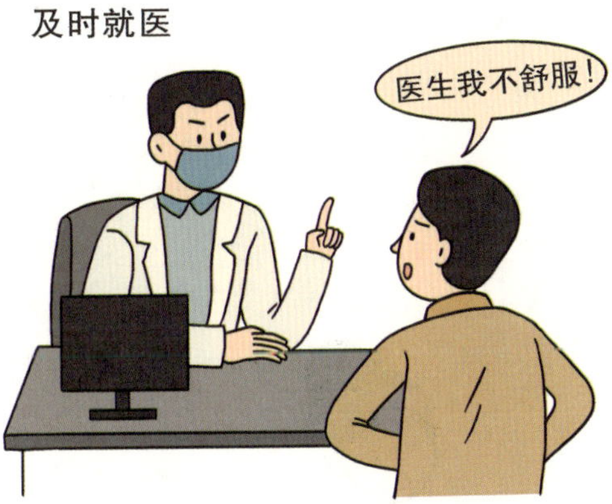

4.有没有补肾的良方呢？

“医生，我小便泡沫多，该吃什么药啊？”“医生，我尿液颜色深，这是怎么回事呀？”“医生，我夜尿多是不是肾虚啊？”“医生，我总是眼睑、下肢水肿，能不能根治呀？”……现在，门诊上有越来越多的患者咨询关于肾病的诊断及治疗，提示肾脏疾病已经逐渐成为继心脑血管疾病、肿瘤和糖尿病以外又一威胁大众健康的疾病。但大众对肾脏病的认识仍旧表浅，对肾病早期检查及预防不重视。那么，有没有补肾的良方呢？

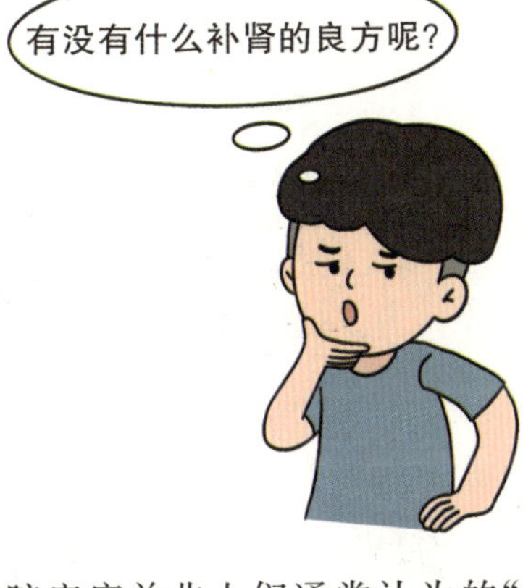

首先，我们所说的肾脏疾病并非人们通常认为的“肾虚”。它是各种原因引起的肾脏结构或功能异常，包括尿蛋白、血尿、水肿、高血压、尿量变化及夜尿增

多等肾脏损伤的表现。

目前，有些药物在延缓慢性肾脏病的恶化和改善异常肾结构方面是有效的，而且我们仍然可以通过健康生活延缓肾功能进展。下面，为大家介绍几个肾脏日常保养小秘诀：

（1）坚持适量体育锻炼，保持良好的心情，不熬夜，避免劳累。

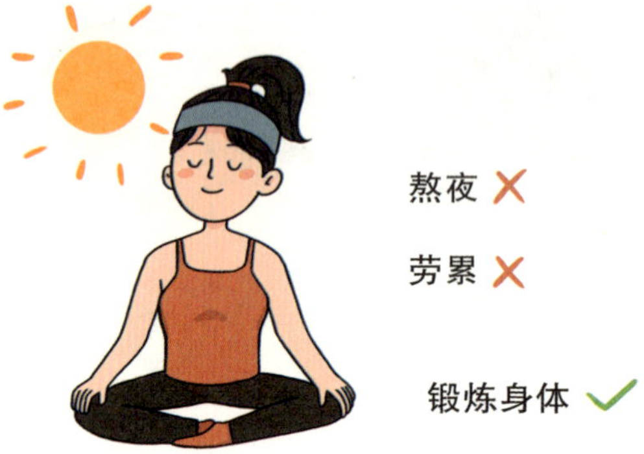

（2）饮食要坚持低盐、低脂饮食原则，营养搭配均衡，蛋白质摄入要以动物蛋白为主。

（3）戒烟、戒酒、不喝或少喝饮料。

（4）日常避免滥用肾毒性药物。

（5）控制血压、血糖、血脂。

（6）定期检查尿常规、肾功能、肾彩超等。

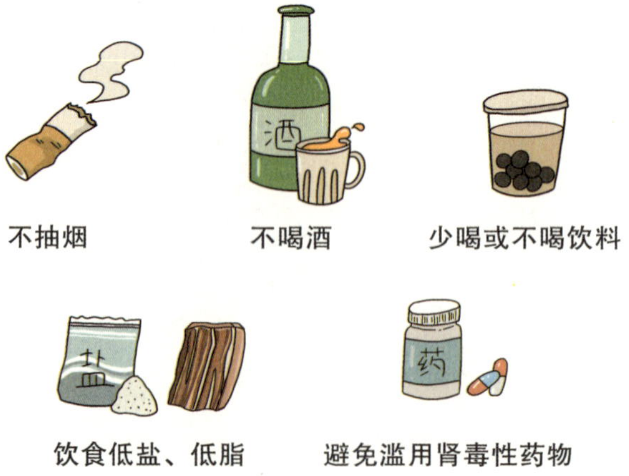

5.做肾穿刺对身体有没有危害?

常常有患者或家属会问,肾穿刺对身体损伤大吗?本身就肾不好,再穿刺不是加重病情了吗?不做肾穿刺就不能治疗吗?

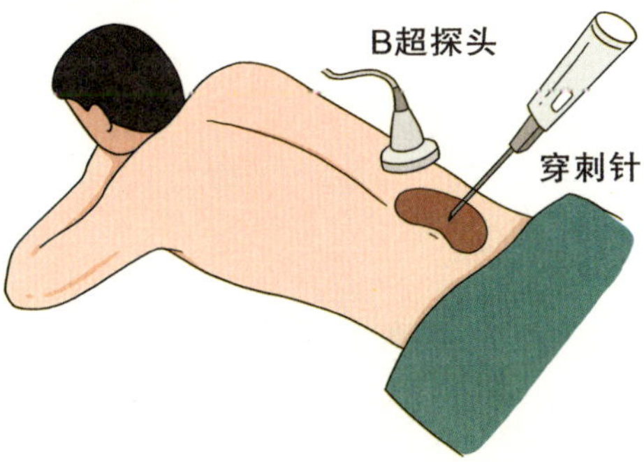

首先,没必要谈肾穿刺即“色变”。肾穿刺虽然是一项有创性检查,但是对肾脏和身体的伤害是很小的。正常成年人一个肾脏大概有100万个肾小球,一般肾穿刺会取出10~30个肾单位,占人体肾小球的比例很小,这不会对肾脏的功能造成影响。虽然存在少数患者出现术后一过性血尿,经休息和对症处理后,多在术后几天内缓解。有些患者由于术后卧床的原因,会感到腰部酸痛和腹胀,这些症状也可以在下床活动后很快缓解。而且,肾穿刺通常在经超声引导下操作,定位准确、创伤小,是肾内科一项非常常规的检查手段。目前,肾穿刺技术成熟,操作简单,对肾脏和身体的伤害很小。

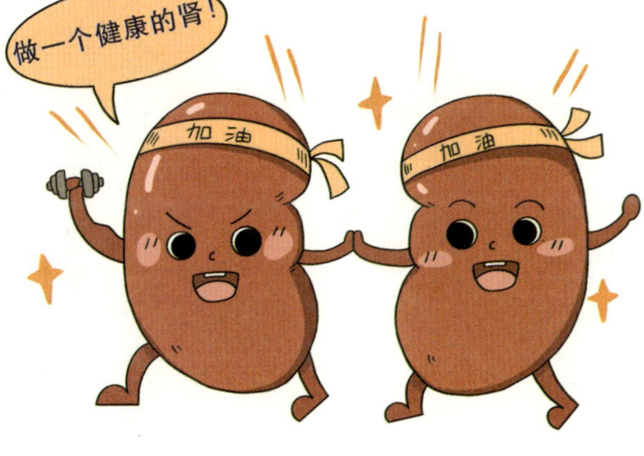

那么，是否所有肾病患者都需要做肾穿刺检查呢？答案是否定的。对于可以通过无创检查明确肾损害原因或已经明确肾损害原因的疾病，以及单纯镜下血尿或尿蛋白总量较小的疾病，不做肾穿刺即可给予临床观察或治疗。然而，对于肾损害原因诊断不清、进展快、病情重，通过无创检查不能明确病因的疾病，需要积极行肾穿刺明确病理类型、病因、肾脏损害程度，指导临床医生治疗及判断预后情况。

综上所述，肾穿刺活检是肾内科一项技术成熟、创伤小的常规检查手段。

6.本来只是高血压，怎么肾脏也有问题了？

高血压严重危害人们的健康，被称为第一健康杀手，它可以引起多种并发症如冠心病、脑出血，这是大家很熟悉的常识，而大部分人并不知晓高血压能引起肾脏病。尤其是高血压逐渐年轻化，年轻人仗着身体情况比较好，加上高血压没什么症状，不在意、不定期复查、不控制血压、不规律服药，血压控制情况不佳，某一天出现并发症（如水肿、恶心、食欲不佳），进医院复查确诊为高血压合并慢性肾功能不全。这时只能控制血压，延缓肾脏功能持续恶化，将来若发展成尿毒症，则需要进行血液透析，到时追悔莫及。部分高血压老年患者只盯着心血管病科看病，其实血压与肾脏也有密切关系。

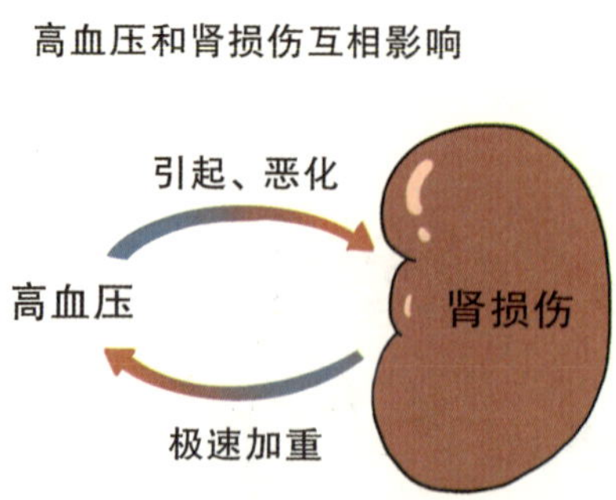

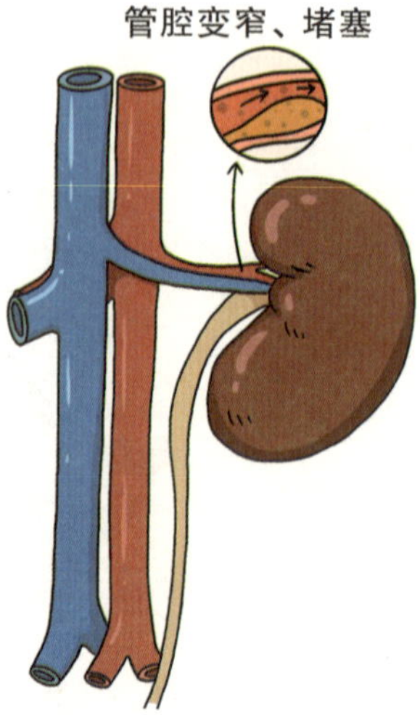

高血压能引起肾脏损害，肾脏损害同样会引起血压升高。肾脏由微小血管组成，属于体循环血管的“缩影”，长期高血压导致体循环血管压力升高，肾脏微环境血管压力上升，超过肾脏调节血压的能力，肾脏会出现缺血性改变，肾小球和肾小管受损。高血压的严重程度、病程长短与肾脏损害程度密切相关。随着年龄增长，肾小球硬化程度逐渐加重，引起肾脏纤维化，继而肾功能持续恶化。肾性高血压临床可出现头痛、头晕、水肿、乏力、泡沫尿、贫血、恶心、呕吐、食欲缺乏、心力衰竭、视物模糊。高血压与肾脏病互为因果，如果高血压控制不达标，容易引起肾脏病变，而肾脏病变容易造成血压升高。

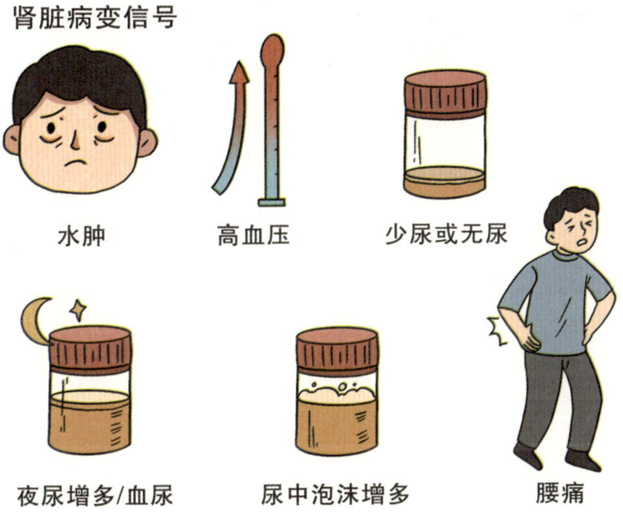

防治高血压应控制危险因素，保护靶器官，强调同时兼顾降压与保护靶器官，保护肾脏应严格控制高血压，单纯高血压患者控制血压在 130/80 毫米汞柱，合并糖尿病或慢性肾脏病患者血压控制在 125/75 毫米汞柱。高血压的注意事项包括：①清淡饮食，适当减少钠盐摄入，钠盐摄入量控制在 6 克以内，减少体内水钠潴留，有助于降低血压，否则摄入钠盐过多，口服降压药效果不佳。低脂、优质蛋白质饮食，多食新鲜蔬菜、水果，控制热量摄入。②控制体重。③适当运动，注意劳逸结合。④戒烟戒酒。⑤保持情绪稳定，心理平衡。⑥进行自我管理，保证睡眠充足。⑦定期检查。

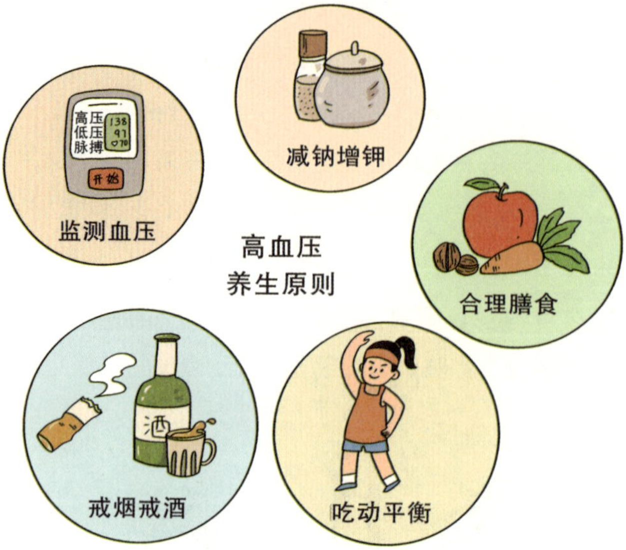

高血压治疗药物的选择：利尿剂、β受体阻滞剂、血管紧张素转换酶抑制剂、血管紧张素Ⅱ受体拮抗剂、钙通道阻滞剂。各种降压药的作用机制不同，根据患者血压监测情况，以及症状、体征、辅助检查，及时到心内科或肾内科就诊，调整降压药剂量及种类，选择合理的降压药控制血压。

7.尿里泡沫多是肾脏出问题了吗？

泡沫尿不一定是肾有问题，除肾脏外的泌尿系统感染、糖尿病，或者喝水少，甚至是受到马桶洗涤剂等影响，都可导致泡沫尿，可通过观察泡沫尿的性状和消失时间来进行初步判断。肾脏问题导致的泡沫尿，泡沫一般比较均匀，而且持续时间比较长。其他原因导致的泡沫尿，泡沫大小不均，而且持续时间比较短，可能很快消失。

★ 肾脏问题

如果是肾脏问题导致患者尿液中出现泡沫，通常提示尿液中蛋白质含量比较多，而蛋白质会导致尿液密度增大、表面张力增加，进而导致尿液中出现泡沫。可以让患者行尿常规检查，如果尿蛋白呈阳性，则需要考虑患者肾脏存在问题。此时，患者可进行肾功能、血肌酐、尿素氮等检测，明确上述指标是否有异常变化，以进一步判断肾脏问题。

★ 其他问题

(1)感染：除肾脏外的泌尿系统感染，由于感染病原体后分泌物增多，也可能会导致尿液密度和表面张力增大，进而出现泡沫尿，同时伴有尿频、尿急、尿痛，甚至腰痛、发热等症状，可以结合临床症状进行综合判断。

(2)糖尿病：糖尿病患者血糖水平较高时，尿中葡萄糖含量比较高，也会导致尿液密度和表面张力增加，继而出现泡沫尿。

(3)混有精液：如尿液中混有精液，精液密度与尿液不同，使尿液的密度和表面张力增加，进而也会出现泡沫尿。

(4)饮水较少：如饮水比较少，尿中内容物浓缩，尿比重增加，也会出现泡沫尿的情况。

(5)洗涤剂干扰：便池或马桶中加入洗涤剂后，在排尿后与尿液混合，由于洗涤剂的特殊性质，可出现泡沫。

因此，出现泡沫尿不一定是肾脏的问题，可以到医院进行检查，明确原因后进行针对性治疗。治疗期间要注意休息，适量饮水，遵医嘱用药和进行相关检查，切勿自行盲目用药，以免出现药物不良反应，也不要自行减量和停药，以免耽误病情。

8.IgA 肾病最后都会进展为尿毒症吗?

IgA 肾病有可能会发展为尿毒症，但不是绝对的。IgA 肾病是慢性肾小球肾炎，病情可以很轻，也可以很重，发病可以很急，也可以很慢。如果 IgA 肾病患者的一般情况很好，病情很轻，仅有单纯血尿或少量蛋白尿，患者没有肾功能受损且并发症控制良好，那么患者生活质量可与正常人类似，不发展为尿毒症。但是，如果 IgA 肾病患者尿蛋白量大，患者高血压明显，并发症多，病理类型重，使用药物治疗效果不好，疾病进展的风险就会明显增高，有可能发展为尿毒症。因此，IgA 肾病会不会发展为尿毒症，要根据患者具体疾病的严重程度、蛋白尿多少、并发症、病理以及药物治疗效果等多方面因素综合判断。

9.慢性肾脏病高血压患者，吃降压药后血压控制良好，能停药吗?

高血压患者需要长期服用降血压的药物，不能随便停药，停药以后绝大部分患者的血压会重新升高，甚至有些患者的血压比服药前更高。高血压是慢性病，目前没有根治的办法，必须长期坚持高血压的规范治疗，使血压长期控制在目标范围内，才能够减少心、脑、肾等靶器官的损害，防止高血压引起的各种并发症。高血压患者需要通过改善生活方式，同时合理地选择降血压的药物，把血压长期控制在目标范围内，在降压的同时还要积极控制其他危害心血管的因素。在服用降压药的过程中，即使血压已经平稳，也不能随意减量或停药。

10.慢性肾脏病合并高血压患者吃降压药需要注意什么?

肾病和高血压密切相关，大部分肾病患者伴有不同程度的高血压，因为水钠潴留，再加上肾素-血管紧张素-醛固酮系统激活，从而引起高血压。同样，高血压也会影响肾脏，两者互相作用，互相影响，进而使得肾病进一步加重和恶化。慢性肾脏病患者若想阻止或延缓肾衰竭，首要任务是使血压达标。

★ 优先选择 RAS 阻滞剂类降压药

大部分肾病患者肾素-血管紧张素-醛固酮系统被激活，使得血压进一步升高，导致肾病恶化，所以优先选择肾素-血管紧张素系统阻滞剂，最常见的药物是普利类和沙坦类降压药。肾病患者可选择其中一种，通常不能同时服用两种药。合并高血压的肾病患者用此类药物不仅能降低全身血压，而且能降低尿蛋白，保护肾功能，延缓疾病发展。只要身体能耐受，服用的剂量越大，尿蛋白降低的效果就越好，越能保护肾脏。无论是肾功能完全正常又或是肾功能轻度受损，都可以用此类药。

★ 考虑联合用降压药

除了肾素-血管紧张素-醛固酮系统参与高血压发生外，水钠潴留也是导致高血压的主要原因。因此，部分肾病患者可按照医生嘱咐加用利尿降压药，也可以选择长效钙离子拮抗剂和受体阻滞剂。不过，医生需考虑患者的年龄、水肿情况、心率、肾功能状况，以及尿蛋白量，来综合判断联合用哪种降压药。

★ 制订合适的降血压目标值

通常，肾病合并高血压者的血压目标应控制在130/80毫米汞柱以下；青壮年患者、24小时尿蛋白总量大于1.0克的患者，血压目标值应控制在125/75毫米汞柱以下；年龄超过65岁、出现严重肾功能受损的肾衰竭患者，血压应降低至140/90毫米汞柱。若慢性肾脏病5期患者血压降得太低，可能会导致肾脏血供减少，从而加重肾衰竭。因此，降血压的目标值不是统一的，需根据自身体质以及年龄来区别对待。

★ 降血压时还需关注不良反应

不管哪种药物，都会给身体带来一定的不良反应，降压药也是如此，肾病患者需了解降压药所带来的危害。普利类或沙坦类药物易引起血肌酐升高、咳嗽以及高钾血症；地平类降压药易引起下肢水肿和牙龈增生，还有心跳速度加快以及血色潮红；利尿降压药易引起低钾、低钠、高钾和低氯血症；受体阻滞剂降压药会减慢心跳速度。有的药物用药时间越长，不良反应会慢慢减轻或消失，若不能耐受其不良反应，还需更换其他的降压药。

肾病患者需掌握以上降血压的要点，这样才能让血压达标，帮助降低尿蛋白，而且也能阻止或延缓肾衰竭。同时要采取低盐饮食，每天的盐摄入量不能超过3克。严格按医生嘱咐服用降压药，不能突然停药或自行更改用药剂量，以免血压反弹，给肾脏带来不可逆的损伤。

11.慢性肾脏病合并高血压患者应如何预防心脏病?

★ 降血压

高血压是心血管疾病的最大病因，约60%的肾病患者伴有高血压。在肾病早期，尤其是在血肌酐未升高或略升高时，首选普利/沙坦类降压药，其次是地平类及其他降压药，将血压目标控制在130/80毫米汞柱以下。

★ 低脂饮食

限制油脂的过多摄入，少吃红肉类食物，尤其是含饱和脂肪酸较多的动物油脂、动物内脏。

★ 多吃新鲜水果和蔬菜

水果和蔬菜是膳食纤维、钾、镁、抗氧化剂和酚类物质的良好来源，可以降低血压、体重和胆固醇。但有高血钾风险的患者不要吃太多含钾量高的水果。

★ 适当锻炼

肾病患者可进行适量体育锻炼，尤其是有氧运动，如骑单车、走路、慢跑、体操等，可显著降低心血管疾病死亡风险，但要根据肾功能及心功能情况设定运动方式和运动量。

★ 戒烟限酒

不要吸烟，也不要吸“二手烟”。在心血管疾病导致死亡的原因之中，吸烟或“二手烟”约占10%。酒也应限量喝，不同的肾功能水平对饮酒量的要求不同，若病情较重，发生肾衰竭的患者应禁酒。

★ 控制钠(盐)

摄入过多的盐，不仅导致水钠潴留，也导致高血压，而且会引起人体内环境代谢紊乱。无论控制血压，还是控制肾衰、心衰，都应该排钠并严格控制盐的摄入。世界卫生组织推荐每日钠盐的摄入量不超过6克，对心衰、肾衰患者的要求更高、更严格。

12.慢性肾脏病合并高血压的患者应如何预防脑血管病?

众所周知，高血压、高血脂和高血糖是诱发脑血管疾病的高危因素，其实慢性肾脏病也会诱发脑血管疾病。调查显示，一旦慢性肾脏病患者出现脑血管病，病情会更加严重，且预后差，同时易发生无症状脑血管病变，甚至诱发血管性认知功能障碍。因此，慢性肾脏病患者更应该保护大脑，积极预防脑血管病变。肾脏是最为重要的代谢器官之一，其功能是生成尿液，通过排尿的方式排出体内代谢废物、毒素等。肾脏发生病变后无法及时排出代谢废物，从而血液中代谢废物浓度升高，强烈刺激血管壁，造成血管病变风险，其中也包括脑血管疾病。慢性肾脏病患者肾功能减弱，尿酸水平也随之升高，持续性高尿酸可刺激血管壁，促进动脉硬化，从而增加患脑梗死概率。特别是钙磷代谢发生紊乱时，可加快血管硬化速度，诱发或加重脑血管疾病。另外，大多数肾病患者伴有水钠潴留，会诱发肾性高血压，这是脑卒中的高危独立因素。患者应做到以下几点：

★ 控制血压

多数慢性肾脏病患者伴有高血压，相对来说血压不稳定且控制较困难，因此应严格按照医生嘱咐服用降压药，勤监测血压，根据血压监测结果调整用药量，尽可能把血压控制在 120/80 毫米汞柱以下。

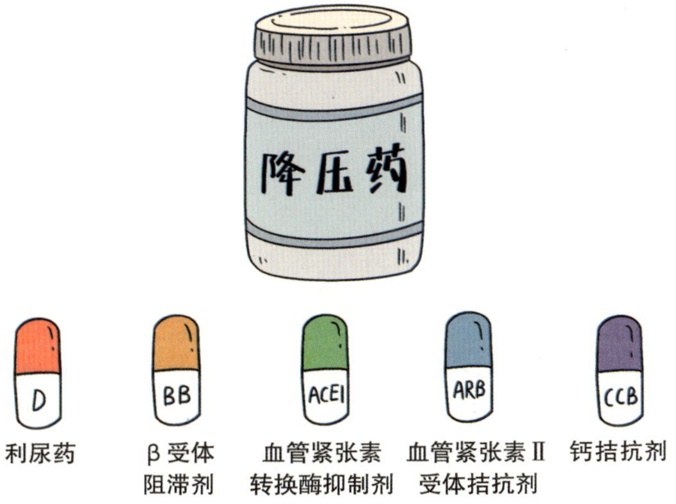

★ 合理补充铁

肾功能受损，无法正常分泌促红细胞生成素，从而导致贫血。一直放任贫血不管会损害心功能，造成脑供血不足，增加患脑卒中的概率。因此，患者在治疗过程中应积极预防贫血，适当吃高铁食物如动物血液和动物肝脏等，同时搭配含维生素 C 的新鲜蔬果，以促进铁吸收。

★ 避免血糖大幅波动

部分慢性肾脏病的发生与糖尿病有关，糖尿病是脑卒中的高风险因素。若慢性肾脏病患者伴有糖尿病，其发生脑卒中的风险会急剧升高。因此，应积极控制血糖。遵循少量多餐原则，注意营养均衡，远离高糖食物。糖尿病合并慢性肾脏病患者应严格按照医嘱口服降糖药或注射胰岛素，尽可能把血糖控制在正常范围内。

★ 调整生活方式

慢性肾脏病患者除了积极配合医生治疗外，也要注重改善生活方式。必须戒烟戒酒，把体重指数控制在正常范围内，均衡摄入营养，保持适量运动。通过生活调理能稳定血压、血糖、血脂、尿酸、体重等多项指标，有效预防代谢综合征，从而降低脑血管病发病概率。

13.痛风患者在饮食方面需要注意什么？

痛风患者的饮食原则为限制酒精、高果糖、高嘌呤饮食的摄入，鼓励其摄入奶制品、蔬菜及适量饮水，不推荐也不限制豆制品的摄入。限制饮酒不难理解，限制高果糖饮食主要指限制果汁饮料类。那么，如果想要限制高嘌呤饮食，首先需要熟悉日常食物中的嘌呤含量。为便于记忆，根据食物中嘌呤含量的多少，可以把日常食物分为以下四类：超高嘌呤含量食物、中高嘌呤含量食物、中低嘌呤含量食物、低嘌呤含量食物。详见下表。

食物嘌呤含量

嘌呤含量	具体食物	注意事项
超高嘌呤含量食物（大于150毫克/100克）	各种动物内脏（肝、肾、脑、脾等）； 部分水产品（沙丁鱼、凤尾鱼、鱼子、小虾等）； 浓肉汤、浓鱼汤、海鲜火锅汤和羊肉火锅汤等	痛风及高尿酸患者应完全避免
中高嘌呤含量食物（75～150毫克/100克）	各种畜肉（猪、牛、羊、鹿等）； 禽肉（鸡、鸭、鹅、鸽子、鹌鹑、火鸡等）； 部分鱼类（鲈鱼、鲤鱼、鲫鱼、鳗鱼、鳝鱼等）； 甲壳类（牡蛎肉、贝肉、蚌肉、螃蟹等）； 干豆类（黄豆、黑豆、绿豆、红小豆等）	痛风及高尿酸患者应严格限量，在急性发作期不能食用
中低嘌呤含量食物（30～75毫克/100克）	深绿色嫩茎叶蔬菜（菠菜等绿叶菜、芦笋等嫩茎）； 花类蔬菜（白色菜花、西蓝花等）； 嫩豆类蔬菜（毛豆、嫩豌豆、嫩蚕豆）； 未干制的菌类（各种鲜蘑菇）； 部分水产类（三文鱼、金枪鱼、白鱼、龙虾等）	痛风及高尿酸患者可适当增加摄入
低嘌呤含量食物（小于30毫克/100克）	奶类（牛奶、奶酪）； 各种蛋类（鸡蛋、鸭蛋、鹅蛋、鹌鹑蛋、鸽子蛋等）； 浅色叶菜（大白菜、圆白菜、娃娃菜等）； 根茎类蔬菜（土豆、芋头、甘薯、萝卜、胡萝卜等）； 茄果类蔬菜（番茄、茄子、青椒）； 瓜类蔬菜（冬瓜、丝瓜、黄瓜等）； 各种水果； 各种粮食（大米、小米、玉米等）	痛风及高尿酸患者无需顾忌其嘌呤含量

14.为什么糖尿病容易引起肾脏病?

糖尿病会导致全身多个器官及系统发生并发症，如糖尿病大血管病变[包括冠心病、脑血管病(脑梗死、脑出血等)、下肢血管病变等]，而糖尿病肾脏病及糖尿病视网膜病变同属于糖尿病的微血管病变。糖尿病肾脏病过去叫糖尿病肾病，指糖尿病引起的肾脏损害，主要包括尿蛋白排泄率升高及肾功能异常，即尿中出现尿蛋白及肾功能不全。糖尿病为什么容易引起肾脏病呢？首先，从肾脏的结构来说，两个肾脏约含有两百万个肾单位，肾单位由肾小球和肾小管组成，肾小球负责将流经肾脏的血液过滤至肾小管，肾小管将过滤的物质选择性地重新吸收回血液，剩余的代谢废物会随形成的尿液排出体外。肾小球的滤过膜像一个带电的筛子，只允许带不同电荷的分子通过，而带同样电荷的蛋白质、红细胞则不能通过而漏出到尿液中。体内高血糖环境会导致体内蛋白质等大分子物质结构改变，使其成为一组稳定的终末产物，即糖基化终末产物。这些物质会使肾小球滤过膜即“筛子”的结构发生变化，从而使得蛋白质“钻空子”，进入尿液，这就是蛋白尿的由来。蛋白尿的出现也就意味着可能出现肾脏病。血液中的蛋白质起到“吸水海绵”的作用，随着蛋白质在尿液中大量流失，血液中的水少了“海绵”的吸附，就会跑到血管外，导致水肿。水肿导致流经肾脏的血液减少，从而形成的尿液也随之减少，并且随着病情加重，“筛子”变厚、变硬，挤压毛细血管，最后不能滤过血液，导致尿量越来越少，甚至无尿。

此外，糖尿病患者容易合并高血压、高血脂、高尿酸等代谢疾病，且患者超重比例较高，这些因素都会加重肾脏的负担，加速糖尿病肾脏病的出现。

15.糖尿病患者应怎样预防并发肾脏病?

★ 严格控制血糖

长期高血糖是导致糖尿病微血管损害的重要因素。良好的血糖控制可以减少糖尿病微血管并发症的发生，抑制其发展，显著减少微量蛋白尿。

★ 严格控制血压

高血压可引起肾小球滤过膜这个“筛子”一面的压力升高，导致“筛孔”漏出更多的“营养物质”，也就是我们所说的蛋白质，导致肾脏损伤，其危害性丝毫不逊于高血糖。因此，严格控制血压对于保护肾功能极为重要。严格控制血压可以减少尿蛋白排泄，延缓肾功能恶化。

★ 严格控制血脂

糖尿病患者常合并脂代谢紊乱，而脂代谢紊乱可诱发心血管疾病及加重肾损害，所以也需积极治疗。在饮食上，肾病患者要少吃富含胆固醇及饱和脂肪酸的食物（如蛋黄、动物脂肪等）。

★ 避免肾损害的因素

糖尿病肾脏病是多方面原因造成的，只有针对危险因素采取综合治疗才能防治或延缓糖尿病肾脏病的发生和发展。例如，感染（尤其是泌尿系统感染）会加速糖尿病肾脏病的发展，一旦有感染征象，即应给予积极的抗感染治疗。尽量避免使用对肾脏有损害的药物，尽量减少使用各种造影剂。患者因各种原因脱水时应尽早补充水分。

★ 定期筛查很重要

防患于未然是关键！通常，糖尿病肾脏病筛查项目主要包括：①蛋白尿检测；②监测血肌酐、尿素氮等。

16.痛风对肾脏有什么危害?

痛风可引起的三种肾损伤：

（1）尿酸性尿路结石：血中尿酸升高，增加肾脏排泄负担，尿中尿酸浓度增加呈过饱和状态时，就会在泌尿系统沉积并形成结石，这在痛风患者中的发生率在20%以上，并且可出现于痛风性关节炎发生之前。结石较小者可无明显症状，较大者可阻塞尿路，引起肾绞痛、血尿、排尿困难、泌尿系统感染、肾盂扩张、肾盂积水等。

（2）急性尿酸性肾病：血及尿中尿酸水平急骤升高时，大量尿酸结晶沉积于肾小管、集合管等处，造成急性尿路梗阻。临床表现为少尿、无尿、急性肾功能衰竭；尿中可见大量尿酸晶体。这种情况在原发性痛风中少见，多由恶性肿瘤及其放射治疗、化学治疗等继发原因引起。

（3）慢性尿酸盐肾病：持续高尿酸血症时，尿酸盐结晶不仅可沉积在关节，引起痛风性关节炎，还会沉积在肾脏，导致慢性肾小管间质性肾炎，引起肾小管萎缩变形、间质纤维化，严重时可引起肾小球缺血性硬化。

其临床表现为尿浓缩功能下降，出现夜尿增多、尿比重降低、小分子蛋白尿、白细胞尿、轻度血尿及管型尿（这些都可以在尿常规检查中体现）等。晚期可导致肾小球滤过功能下降，出现肾功能不全、高血压、水肿及贫血等。

17.为什么慢性肾脏病患者需要严格控制高血压?

高血压是一种常见的健康问题，它不仅增加心脑血管疾病的风险，还会增加患者患慢性肾脏病的风险。长期高血压会导致肾脏的血管损伤，使得血管变窄，进而导致肾脏缺血和损伤。一方面，这会引起肾小球硬化、肾小管萎缩和肾间质纤维化等问题。另一方面，慢性肾脏病也会导致高血压，两者相互影响，增加了患心脑血管疾病的风险。在慢性肾脏病患者中，高血压的发生率非常高，几乎达到90%。随着肾功能的减退，患者的血压通常会升高，并加速病情的进展。慢性肾脏病患者并发高血压会增加心脏和脑血管事件的发生风险，如心力衰竭、心肌梗死和脑卒中等。在我国，高血压是导致终末期肾病最常见的原因之一。因此，对于慢性肾脏病患者来说，及时诊断和管理高血压非常重要。通过有效控制高血压，可以减少心脑血管事件（脑出血、心肌梗死、脑卒中等）的发生风险，改善慢性肾脏病的预后及慢性肾脏病患者的生存质量。

18.为什么慢性肾脏病患者的血压特别难控制?

高血压伴有慢性肾脏病的患者很难控制血压，主要是因为他们同时患有继发性高血压。通常，这些高血压的发病机制非常复杂，涉及多个因素的作用。首先，水钠潴留和体液增加会导致血压升高。其次，肾素-血管紧张素系统的活性增加也会导致高血压。最后，交感神经系统的活性增加和一氧化氮的减少也与高血压有关。这些因素共同作用，导致血压升高。由于慢性肾脏病患者高血压由多种因素共同引起，所以单一的降压药物往往无法有效控制血压。然而，即使使用多种降压药物联合治疗，有些患者的血压仍然很难达到理想的控制水平。

19.慢性肾脏病患者的血压控制在多少合适?

慢性肾脏病患者合并高血压的患病率很高，随着肾功能的下降，高血压的患病率也越高。不同国家的指南对于慢性肾脏病患者的血压管理目标存在差异。慢性肾脏病患者的血压控制目标要根据年龄、性别和身高来确定。根据最新的全球肾脏病预后组织指南建议，血压控制目标值如下：

(1)所有收缩压持续大于 140 毫米汞柱或舒张压持续大于 90 毫米汞柱，尿蛋白量小于 30 毫克/24 小时(或等同此水平)的成人慢性肾脏病患者，都应接受血压控制治疗，使血压稳定小于等于 140/90 毫米汞柱。

(2)所有收缩压超过 130 毫米汞柱或舒张压大于 80 毫米汞柱，尿蛋白排泌大于等于 30 毫克/24 小时的成人慢性肾脏病患者，都应接受降压治疗，以使血压稳定小于等于 130/80 毫米汞柱。

(3)儿童慢性肾脏病患者，当血压持续高于同年龄、性别、身高组百分之九十分位时，应及时接受降压治疗，使血压控制到同年龄、性别、身高组的中位数及以下。

根据患者的全身状况、耐受性和药物敏感性，为每位患者制订个性化的降压目标，通过科学有效的降压手段控制血压，保护慢性肾脏病患者的心脏，延长生存寿命。

20.慢性肾脏病患者合并高血压会有什么危害?

慢性肾脏病合并高血压会对全身多个脏器造成损伤，其中最严重的是肾功能衰竭。长期高血压会使肾小球囊内压力升高，引起肾实质缺血和肾单位不断减少，最终导致肾衰竭。此外，高血压还会对其他靶器官造成损害，如心血管系统。心血管病变是慢性肾脏病患者的主要死因，尤其在进入终末期肾病阶段时，心血管事件及动脉粥样硬化性心血管病的发生率比普通人高出很多倍。高血压还会引起左心室肥厚、心力衰竭、尿毒症性心肌病等。除了心血管系统，高血压还会引起血管钙化和动脉粥样硬化等其他靶器官损害。慢性肾脏病合并高血压还会对脑血管和视网膜造成损害。长期高血压会导致脑血管病变，如微动脉瘤、脑出血、脑血栓形成和腔隙性脑梗死等，严重影响患者的生存质量。同时，高血压还会引起视网膜小动脉痉挛、硬化、渗出和出血等病变。因此，积极控制血压对于慢性肾脏病合并高血压患者减少靶器官损伤、提高生存质量具有重要意义。及早发现和治疗高血压对于慢性肾脏病患者至关重要。

21.肥胖对肾脏有哪些危害?

肥胖对于身体的伤害是比较大的，会增加一些疾病的发生率，如糖尿病、高血压、冠心病等，这些疾病发病率增加会导致继发性肾脏疾病的发生。肥胖本身可以导致肾小球肥大、肾小球硬化等疾病。肥胖对于身体的伤害比较大，一定要注意控制体重。肥胖患者在饮食中要注意多吃蔬菜、水果，同时也要注意照顾好自己的身体，多进行适宜的体育锻炼。

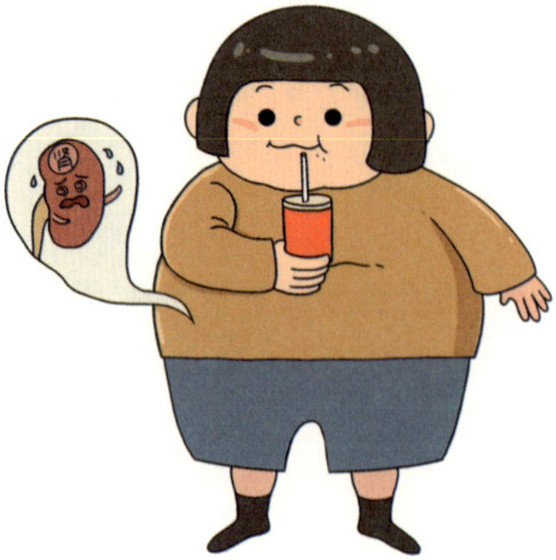

22.狼疮性肾炎为什么要做肾穿刺?

狼疮性肾炎一般在病理上有六种分型,患者通过肾穿刺可以明确是哪种病理类型。不同病理类型的狼疮性肾炎的治疗方案是不同的,所以肾穿刺对选择治疗方案很重要;肾穿刺可以判断狼疮性肾炎病情的活动度和慢性度。活动度强的患者,如果经过规范、积极的治疗,一般可以使病情得到完全控制。而对于慢性稳定期的患者,一般规范积极的免疫抑制治疗是没有必要的,所以需要进行肾活检来区分肾炎病理类型。对于狼疮性肾炎,肾穿刺还可以评估预后情况,因此肾穿刺对诊断、治疗、预后都很重要。

23.狼疮性肾炎患者生活中需要注意什么?

(1)要避免感染、劳累及应用伤肾的药物,如解热镇痛药和氨基糖苷类药物。

(2)定时到医院肾内科门诊复查、调整药物。

(3)无特殊情况,不能私自减药或停药。

(4)外出注意防晒。

(5)减少应用含雌激素的避孕药。

(6)保持良好的心情、稳定的情绪。

24.狼疮性肾炎患者为什么要注意防晒?

狼疮性肾炎是一种自身免疫性疾病,多见于女性,任何感染、日晒、化学药物接触都可诱发狼疮性肾炎的活动。紫外线先使皮肤细胞受损而产生皮肤损害,有的患者被强烈阳光暴晒后,面部、手及其他部位可出现红斑。因此,狼疮性肾炎患者在日常生活中应加以注意,仅仅使用防晒霜是不够的,应尽量避免在中午紫外线正强时出门,即使不是在中午,出门也应使用遮盖物,以避免阳光接触皮肤,如使用宽檐帽,并使用能较好阻挡紫外线的遮阳伞。在房间内也要避免长时间近距离接触日光灯,因为日光灯也会散发部分紫外线。此外,还要避免食用光感性食物,如芹菜、泥螺、苋菜、油菜、韭黄、柠檬、木瓜、无花果等,多吃西红柿、猕猴桃、橘子、卷心菜等,橄榄油可以起到防晒的作用。

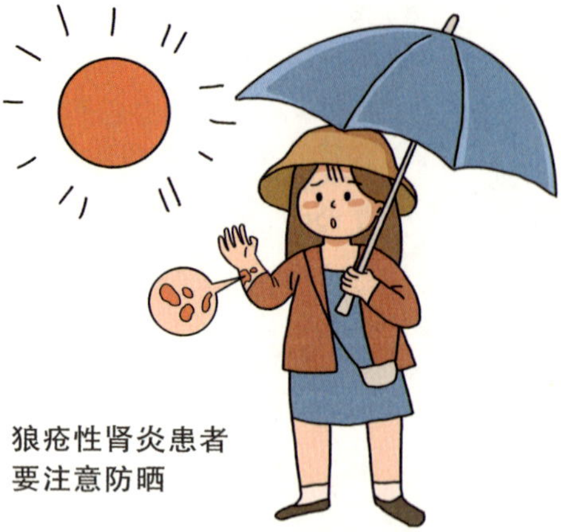

25.狼疮性肾炎患者使用化妆品时需要注意什么？

不建议狼疮性肾炎患者使用护肤品。因为系统性红斑狼疮患者本来就是易敏体质，而化妆品里含有较多化学物质，容易导致皮疹，加重病情。如需使用，可少量使用婴儿护肤品，因为其中含有的化学成分少，皮肤耐受性稍好；或者使用成分简单、质量可靠的化妆品。

26.狼疮性肾炎为什么容易误诊？

狼疮性肾炎指由系统性红斑狼疮导致的肾炎，系统性红斑狼疮是一种可以累及身体多系统病变的疾病，表现多种多样，程度有轻有重。有的表现为皮疹，有的表现为贫血，有的表现为关节痛，有的表现为心慌，有的表现为腹泻——而这种疾病需要由自身抗体检测甚至活组织检查才能确诊，有些医院没有开展类似项目或没有专科医生，再加上该病表现多种多样，所以很容易误诊。

27.狼疮性肾炎患者能怀孕吗？

系统性红斑狼疮是多系统的损伤，并且有多基因遗传的倾向，与人类体内的性激素水平有关。因此，在怀孕以后会诱发系统性红斑狼疮，也可能让原来的系统性红斑狼疮、狼疮性肾炎患者病情加重，可能出现急性肾功能衰竭，导致母婴死亡，妊娠期的死胎、死产、流产率是正常孕妇的 2～3 倍。因此，不建议狼疮性肾炎患者怀孕。不过，如果病情稳定在 1 年以上，蛋白尿定量控制在每天

1克以下，并且心肾功能正常，营养状态良好的患者可以怀孕。但是，准备怀孕前要咨询专业的医生，以进行药物的停用或调整，整个怀孕过程需要在有经验的风湿科、肾脏科和妇产科医生的指导下谨慎进行。

28.肾病患者怀孕期间能吃环孢素、他克莫司、羟氯喹吗？

治疗肾病常用的环孢素、他克莫司在怀孕期间服用被认为是安全的，但应用时需注意监测血药浓度。广泛使用的羟氯喹，目前怀孕时使用的安全性还有争议。若在妊娠前未使用过此类药物，则不建议在孕期应用；但若狼疮性肾炎患者妊娠前已服用羟氯喹治疗，应在妊娠期间继续服用羟氯喹，否则停药后导致狼疮复发和流产的概率远远大于该药所致的新生儿畸形概率。

29.狼疮性肾炎患者怀孕期间需要注意什么？

狼疮性肾炎患者怀孕期间要密切关注整个妊娠过程，妊娠期稍不注意可能引起病情恶化，加重狼疮活动。因此，在妊娠过程中一定要密切关注患者自我感觉、病情和一些指标的变化。出现恶化症状时及时就医，听从医生的安排进行治疗。要注意合理饮食、适度休息，保持良好心情，合理饮食降低了诱发狼疮复发的概率，还可以调理身体。适度休息，以免疲劳过度而诱发狼疮发作。保持良好心情对狼疮性肾炎孕妇也尤为重要。准备怀孕及怀孕期间要咨询专业的医生进行用药调整。要提醒妇产科医生，若孕妇患有狼疮性肾炎，分娩时需调整用药及选择合适的分娩方式。

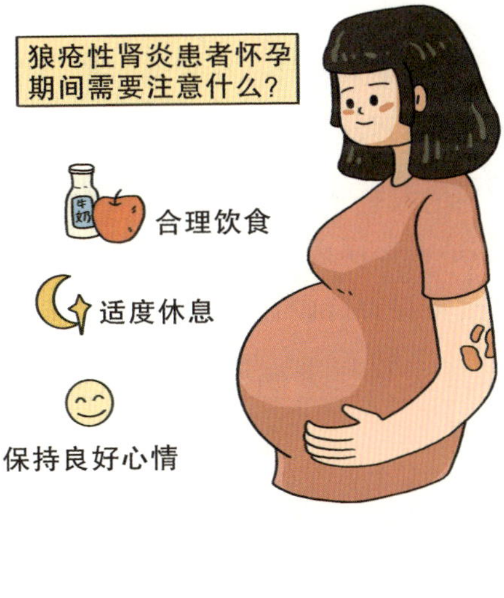

30.狼疮性肾炎患者能打新冠疫苗吗?

病情稳定、无需药物控制病情的免疫系统疾病(如系统性红斑狼疮、类风湿关节炎、干燥综合征等)患者,在病情稳定时可以接种新冠灭活疫苗和重组亚单位疫苗。不能接种新冠疫苗的情况包括:

(1)自身免疫系统疾病病情未控制,激素用量大于每天 20 毫克,或者正在应用大剂量免疫制剂的患者。

(2)患有未控制的癫痫和其他严重神经系统疾病者,如横贯性脊髓炎、吉兰-巴雷综合征、脱髓鞘疾病患者等。

(3)既往接种疫苗后出现严重过敏反应如急性过敏反应、血管神经性水肿、呼吸困难等。

(4)接种新冠疫苗后出现任何神经系统不良反应者。

(5)对疫苗成分及辅料和制备工艺中使用的物质过敏者。灭活新冠疫苗辅料主要包括磷酸氢二钠、氯化钠、磷酸二氢钠、氢氧化铝。

(6)正在发热,或患急性疾病,或处于慢性疾病的急性发作期,或未控制的严重慢性病患者。

(7)妊娠期妇女。

(8)血小板减少症或出血性疾病患者。

(9)淋巴瘤和白血病患者。

31.尿常规检查总是有潜血是怎么回事,需要治疗吗?

尿潜血呈阳性不一定就是血尿,只有在尿红细胞增多时才叫血尿,两者并不完全相等。尿隐血"+"说明尿中有红细胞成分,而不是有形态的、完整的红细胞,而正常人体内红细胞本身就在不断破坏,并且不断从尿中排出,因此正常人也会出现尿隐血"+"的结果。而血尿的诊断则是尿沉渣检查,显微镜下红细胞数目大于等于 3 个/高倍镜视野(HP)。根据血尿轻重程度,分为镜下血尿和肉眼血尿。因此,若尿常规中仅尿潜血阳性,而尿红细胞计数正常,则不是血尿。

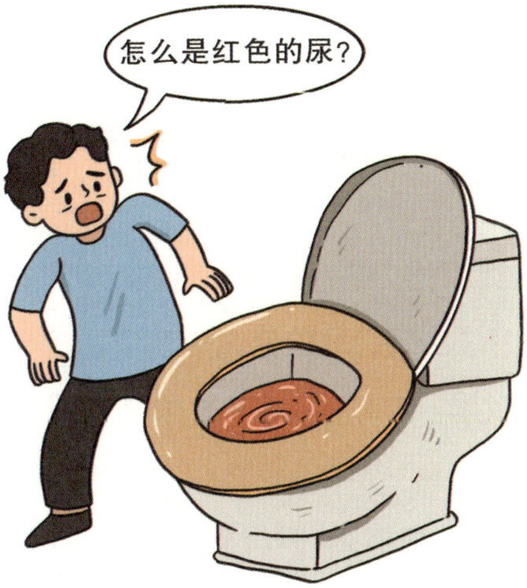

确定是血尿后，要明确红细胞来自肾脏还是肾外，就需要做第二个检查——尿相差镜检。来自肾脏的红细胞，由于经过肾小球滤过膜的挤压，往往失去正常的形态，变成环形、靶形、芽孢形或者皱缩，称畸形红细胞。如果尿中的红细胞大部分是畸形红细胞，畸形细胞数通常超过 60%（有观点说超过70%），就可以认为红细胞来自肾脏，称肾性血尿，常见于肾实质病变，包括肾小球疾病如 IgA 肾病、急/慢性肾小球肾炎、高血压性肾脏病、狼疮性肾炎、过敏性紫癜肾炎等；肾小管-间质疾病如感染性、间质性肾炎，多囊肾；血管病变如肾动脉栓塞、肾静脉血栓形成。另外，肾毒性药物引起的急性肾小球坏死也是常见原因。如果尿中红细胞大部分是正常形态的红细胞，或尿中肉眼可见血丝或血凝块，就被认为红细胞来自肾外，如肾盂、输尿管、膀胱等，称非肾性血尿，常见于泌尿系统炎症、结核、结石、肿瘤、外伤等。

如果是肾性血尿，还要检查是否合并蛋白尿和高血压：①如果没有蛋白尿、高血压、水肿、肾功能损伤，仅仅是肾性血尿的话，则认为是单纯性血尿，一般见于隐匿型肾小球肾炎或薄基底膜肾小球病。两者很难鉴别。隐匿型肾小球肾炎的病情非常轻，而薄基底膜肾小球病是一种家族性遗传病，一般不会发展为肾衰竭等严重情况，甚至不需要治疗，只要定期检查就行。②如果肾性血尿合并蛋白尿、高血压等其他表现，则可能有肾小球肾炎、高血压性肾脏病、紫癜性肾炎、狼疮性肾炎等严重的肾脏病，所以一定要进行各项检查，如果尿蛋白较多，最好行肾穿刺活检确诊，针对病因积极治疗。

需注意，尿液呈现红色并不一定是血尿，某些食物和药物可引起尿色发红。服用某些氧化性药物或进食蚕豆诱发急性溶血、血型不合之输血、重度烧伤等都可能引起血红蛋白尿。各种原因引起肌肉组织破坏，产生大量肌红蛋白，可引起肌红蛋白尿，其尿液也呈红棕色。某些药物（去铁胺、利福平、安络血、大黄等）、食物（红萝卜、甜菜等）亦可引起尿色发红，但此时尿液镜检无红细胞。邻近器官出血混进尿液可造成假性血尿，如月经期或非月经期的子宫或阴道出血、痔疮、直肠息肉出血等引起的尿中有血，可通过必要的询问和相应检查予以排除。

特殊类型血尿：①运动性血尿：一般出现在剧烈运动后。②直立性血尿：身体直立时出现，平卧时消失，多见于较为瘦高的青少年，30 岁以上者很少见，一般具有非肾小球源性血尿的特点，但也有少数患者可能表现为肾小球源性血尿，并且可能合并直立性蛋白尿。

要点总结：①尿隐血不等于血尿；②如果是血尿，一定要明确是肾性血尿还是肾外血尿；③如果是肾性血尿，则看是否合并其他表现；④单纯肾性血尿，可以不用治疗；⑤如果肾性血尿合并蛋白尿和高血压，应进一步检查，积极治疗。⑥避免滥用药物。

32.是不是所有中草药都可以放心使用？

不是。能引起肾脏损害的中草药包括含马兜铃酸类（如青木香、天仙藤、寻骨风等）、其他植物类（如雷公藤、草乌、秋水仙、巴豆、黑豆、芦荟、棉花子等）、矿物类（如含砷、汞、铅类）、动物类（如蝮蛇抗栓酶制品、斑蝥、鱼胆）中药，以及不明成分的中草药，都不建议使用。

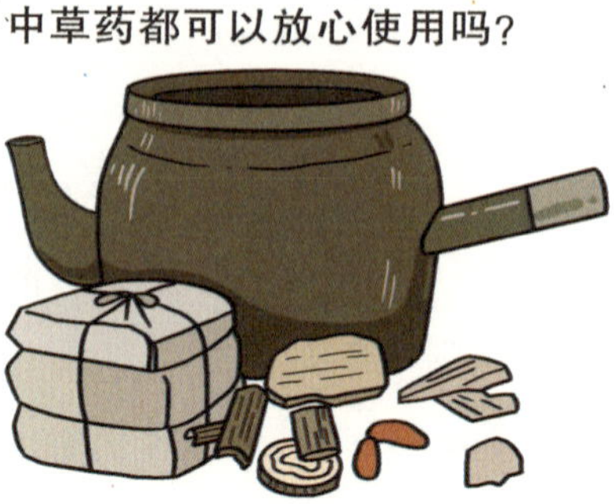

33.哪些药物能引起肾脏损害?

肾脏是机体代谢化学物质及各种药物并排出代谢废物的重要器官,因此也是这些物质导致损伤的重要靶器官。导致药物性肾损害的药物多种多样,目前最常见的药物类型包括抗生素、非甾体抗炎药、解热镇痛药、抗排斥药、抗病毒药、抗溃疡药、抗真菌药、化疗药、造影剂、利尿剂、双膦酸盐、抗血管生成药、抗惊厥药。另外,其他药物如锂剂、别嘌醇、美沙拉嗪等均可损伤肾脏。抗生素类如氨基糖苷类、两性霉素 B、多肽类(万古霉素、多黏菌素类),可直接损伤肾小管上皮细胞;磺胺类抗生素、无环鸟苷、甲氨蝶呤等易形成结晶,增加肾脏结石的形成;大剂量应用抗肿瘤药物时,细胞破坏产生大量尿酸盐,形成结晶,致肾小管堵塞;β内酰胺类抗生素(青霉素类、头孢菌素类)因过敏反应或免疫反应致肾脏损害;利福平、丙基硫氧嘧啶、肼苯哒嗪等可致类似血管炎表现,形成新月体肾炎;利尿剂、血管紧张素转化酶抑制剂、非甾体抗炎药可通过引起肾脏血流动力学改变而导致肾损害;造影剂、甘露醇等可因高渗透性损伤肾脏;钙调磷酸酶抑制剂(环孢素、他克莫司等)、丝裂霉素、5-氟尿嘧啶等可致微血管病性肾损害;H_2受体拮抗剂、质子泵抑制剂可引起急性间质性肾炎;大剂量维生素 D 可致高钙血症、肾脏钙化;二磷酸果糖过量可致严重高磷血症、急性肾衰竭;不恰当应用异烟肼和双胍类降糖药可致乳酸性酸中毒和急性肾损害。

34.肾虚是怎么回事?

在中医中,"肾"的主要生理功能是藏精,主生长发育,主水,主纳气,主生殖,主骨生髓,开窍于耳及前后二阴,其华在发。肾藏之精为先天之精,为脏腑阴阳之本,也是人体生长、发育、生殖之源,是生命活动之根本,故称肾为"先天之本"。肾虚指肾脏精气阴阳不足,种类有很多,其中最常见的是肾阴虚、肾阳虚。在西医里,肾指肾脏。人体有两个肾脏,左右各一个,由约 200 万个肾单位组成,每日滤液量为 200 升左右,99%被重吸收,每日尿量约为 1.5 升。它的主要生理功能如下:

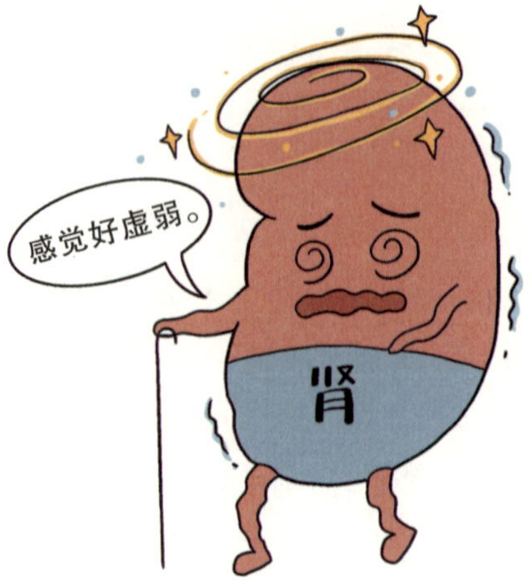

(1)分泌尿液，排泄代谢产物、毒物、药物。

(2)分泌血管活性激素，调节肾脏血流动力学和水盐代谢。

(3)活化维生素 D，促进钙的吸收。

(4)调节酸碱平衡。

(5)调节血压。

(6)调节体内水和渗透压。

(7)调节电解质浓度及总量。

(8)分泌促红细胞生成素，促使骨髓造血。

肾病患者可能在疾病发展的某个阶段或者几个阶段出现肾虚表现，但肾虚并不等于肾病，肾虚也不等于肾功能异常。因此，患者不能盲目吃具有补肾作用的药物，因为这可能加重肾脏负担，导致肾脏病情进一步恶化。如果怀疑得了肾脏疾病，如出现血尿、蛋白尿、眼睑或下肢水肿，首先要去正规医院进行肾功能、尿常规等辅助检查，只有在明确疾病原因的基础上，再有的放矢地治疗，才可以规避不必要的损害。

35.腰疼是肾脏出了问题吗?

很多人会问，腰疼一定代表肾脏出了问题吗？其实不然，还有可能是存在以下疾病：

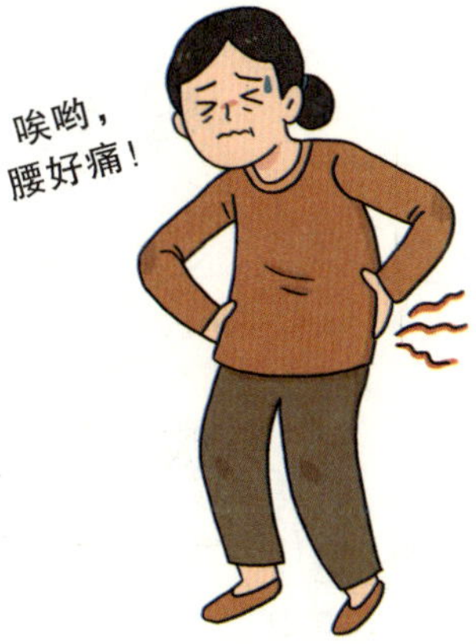

（1）脊柱疾病，如强直性脊柱炎、脊柱外伤、腰椎间盘突出等。

（2）脊柱旁软组织疾病，如腰肌挫伤或扭伤、局部受凉引起的肌纤维炎、腰肌劳损等。

（3）内脏器官疾病，如胃肠炎、胆囊炎、胰腺炎等。

（4）盆腔疾病，如妇科疾病、输尿管疾病、异位妊娠等。

若出现以下情况，才考虑是肾脏病：

（1）有尿频、尿急，伴腰疼，考虑是泌尿系统感染，特别是肾盂肾炎。

（2）腰疼伴有肾区绞痛，考虑泌尿系统结石。

（3）腰疼伴有严重血尿，也需要排除泌尿系统肿瘤。

（4）腰疼伴有腹部疼痛，考虑是肾脏血管堵塞。

治疗腰疼最好的办法是及时到正规医院就诊，确定原因，再行治疗。

36.水肿是肾脏出了问题吗？

很多人出现水肿的第一反应是怀疑自己的肾脏出了问题，其实水肿并不代表一定有肾脏疾病。引起身体水肿的原因有很多，最常见的有以下几个：

肾性水肿为肾脏疾病引起的水肿，一般首先表现为眼睑或面部水肿，继而扩散到全身。肾性水肿多见于各种肾炎或肾病综合征患者，这些患者一般会伴有高血压、尿蛋白阳性、肉眼血尿、少尿等。

心源性水肿常见于心力衰竭所引起的水肿，左心衰竭主要引起肺水肿，右心衰竭可引起全身水肿。其中，右心衰水肿特点是先从双下肢开始水肿。

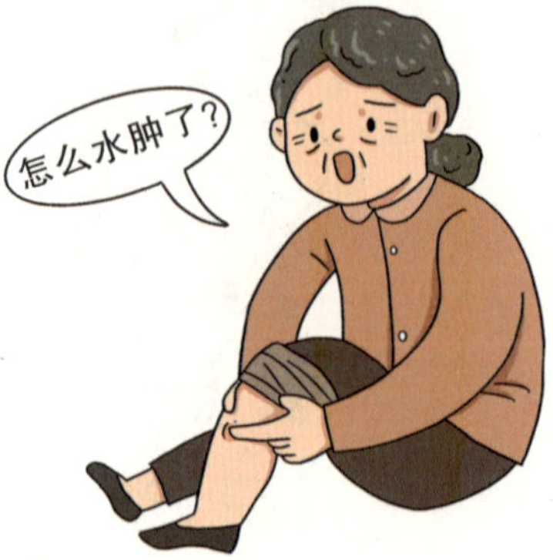

肝源性水肿常见于肝硬化等患者，大量的腹水是其典型表现，并伴随黄疸、肝功能异常、腹胀、腹痛、肝大等表现。

甲减水肿又称黏液性水肿，这是甲状腺功能减退的特征性表现，多见于甲状腺功能异常者等。

其他常见的水肿原因还有营养不良性水肿，丝虫病、丹毒引起的局部水肿等。

由此可见，水肿的病因种类繁多，当出现水肿时，要及时就诊，切勿延误病情。

37.黑眼圈与肾脏有关系吗？

许多患者总是有疑问："医生，你看我的黑眼圈，是不是与肾虚有关系？"这是因为，黑眼圈可能代表着熬夜、失眠等，而这些行为又被认为会影响肾脏的正常功能。其实，黑眼圈的出现更多与眼周循环不佳或衰老等因素有关。

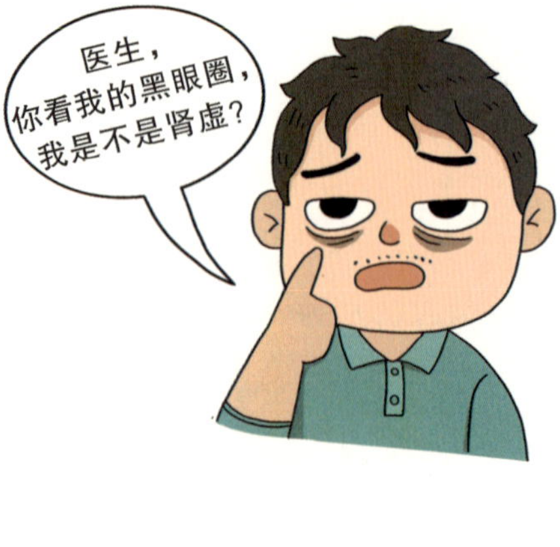

那么，真正肾脏有问题的人，眼睛会有什么表现呢？肾脏病患者会有眼皮水肿、眼皮肿胀感等。主要是因为肾脏一旦出现问题，多余的水分会潴留在体内而不能正常排泄出去，眼皮就会表现为水肿，严重的患者会有全身水肿。因此，一旦发现黑眼圈，不要想当然地认为是肾脏病的表现，但如果出现了眼皮水肿、眼皮肿胀感等不适，一定要及时到正规医院就诊。

38.什么是尿毒症？

肾脏病患者一旦出现肾脏长期慢性受损，不管病因如何，肾功能都会逐渐恶化，并且不可逆，这就会导致毒素在体内大量堆积，不能通过肾脏排出。随着肾小球滤过率逐渐下降，最终导致肾功能完全丧失。美国肾脏病基金会制定的《慢性肾脏病临床实践指南》根据血肌酐、种族等计算的肾小球滤过率将慢性肾脏病分为 5 期。1、2 期的患者肾损害比较轻，高于 60 毫升/(分·1.73 平方米)，并存在肾脏血、尿、病理学或影像学检查异常或肾移植病史。慢性肾脏病 3、4 期患者的肾功能损害较重。慢性肾脏病 5 期患者的肾功能损害最严重，即常说的尿毒症期，它被定义为肾小球滤过率低于 15 毫升/(分·1.73 平方米)。

每年按时抽血化验肾功能、检测尿常规会帮助大家提早发现疾病，并及早治疗。因此，不要等到得了尿毒症再就诊，容易延误病情，危及生命。

尿毒症患者的肾

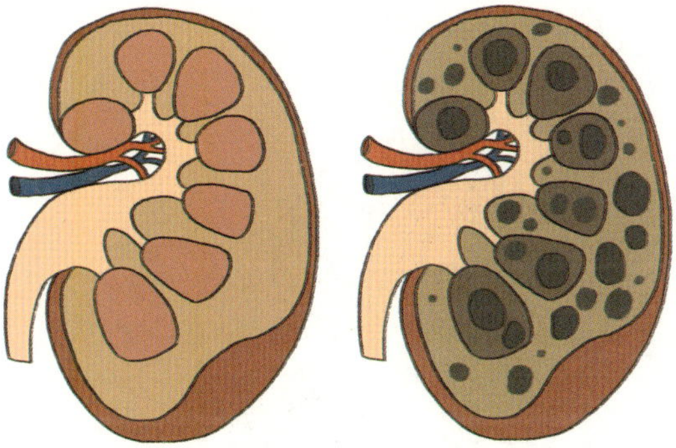

39.马蹄肾、驼峰肾、煎饼肾是怎么回事？

正常人有两个肾脏，位于腹膜后面、膈肌及肝脏下方，脊柱两侧各一个。肾脏的正常形态像蚕豆，而有的人在生长发育过程中受到一些因素影响，导致肾脏形态异常，常见的有以下几种：

★ 马蹄肾

马蹄肾是指两侧肾的上极或下极在脊柱前面相互融合，形成外形像马蹄铁的先天性肾畸形。部分患者可无症状，也可出现腰部疼痛、尿频、下腹部包块等临床表现。

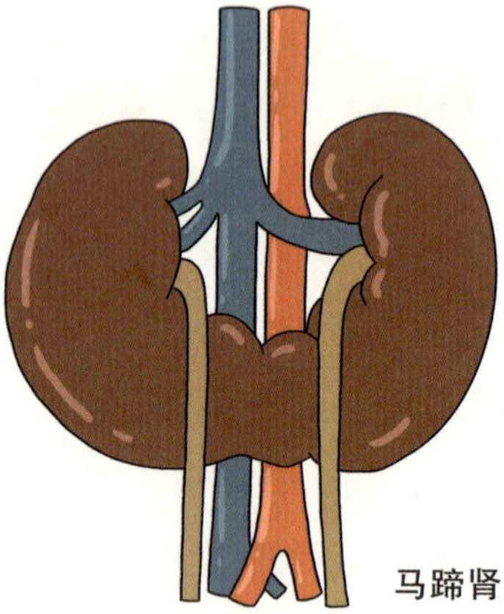

马蹄肾

★ 驼峰肾

驼峰肾最突出的特点是左肾的外侧边缘凸起，形状像骆驼背上的驼峰，是肾轮廓的一种变异，无论超声或其他影像检查，都可能发现肾的局部向外驼峰样隆起。

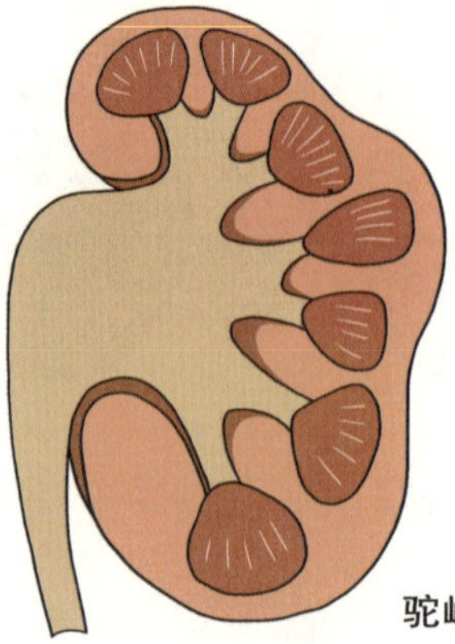

驼峰肾

其一般属于先天性，大部分患者的肾功能正常。对于肾功能正常，没有其他病变伴随的情况，一般不需要特殊治疗，只需定期进行复查，包括彩超以及抽血检查肾功能。

★ 煎饼肾

正常情况下，两个独立的肾脏位于腹膜后、膈肌下方、脊柱两侧。当肾脏的顶部和底部融合在一起时，最终得到的不是两个独立的、蚕豆状的肾脏，而是一个大的、融合的肾脏，像个大煎饼，称为“煎饼肾”。

40.患者出现“胡桃夹”现象需要治疗吗?

“胡桃夹”现象是位于腹主动脉和肠系膜上动脉夹角内的左肾静脉受压，如果夹角过小，则表现为血尿、蛋白尿、盆腔与腰部疼痛、精索静脉曲张等症状，多见于体型瘦高的人群，对于疑诊患者，首选超声确诊是否存在“胡桃夹”结构。对于排除合并其他肾脏疾病，临床表现为无症状血尿及蛋白尿的“胡桃夹”患者，则无需治疗，定期门诊复查即可。以严重持续血尿伴有疼痛或精索静脉曲张为表现的患者，需行左肾静脉分流术等手术治疗。

41.尿色发红是什么原因?

若发现尿色发红，则首先到医院检查尿常规，通过检查明确尿液中是否有红细胞、尿隐血，然后根据病因给予治疗，常见尿色发红原因如下：

(1)食用含天然色素食物(如红心火龙果、草莓等)或使用某些药物(如利福平)可引起尿色发红，多饮水促进代谢即可。

(2)骑单车、起立下蹲等运动过量及一些影响肌肉代谢的药物、毒物、病原菌可引起横纹肌溶解而出现肌红蛋白尿，重度溶血伴血红蛋白尿，尿常规表现为尿隐血，临床表现为尿色发红、酱油色尿。

(3)尿道受邻近器官血液污染，如月经、痔疮等可导致尿色发红。

(4)口服阿司匹林或抗凝药患者也可出现尿色发红。

部分肾脏疾病或凝血功能下降疾病表现为尿色发红、血尿。常见原因有肾炎、泌尿系统感染、肿瘤、结石等，需要结合患者临床表现及相关检查来进行明确。如血尿伴有尿频、尿急、尿痛症状，通常是泌尿系统感染的表现；无痛性肉眼血尿要高度警惕泌尿系统肿瘤的可能性。

42.为什么尿培养结果出来之前医生就先给患者用抗生素?

尿培养是临床常用的检查方法，患者清洁尿道外口及其周围以及外阴后，避免经血、白带、粪便、前列腺液、精液或水等混入，留取中段尿于无菌尿杯中，2 小时内送化验室培养，观察有无细菌生长及细菌类型，以明确患者致病菌，同时行药物敏感试验，根据药物敏感试验结果选择敏感的抗生素进行治疗，提高疗效。

对于临床上疑似泌尿系统感染患者、反复发作的泌尿系统感染患者及治疗效果欠佳的患者，都应该做尿培养及药物敏感试验。确诊为泌尿道感染的患者需尽早抗感染控制炎症，患者留取尿培养后即可开始经验性抗感染治疗，尽早用药控制感染，避免延误治疗，尿培养结果明确后再根据临床表现及药物敏感试验结果调整药物。

43.泌尿道感染患者为什么要做尿培养?

泌尿道感染是指细菌等病原体侵入尿路，在尿液中生长繁殖、侵犯尿路引起的炎症。常见感染细菌有大肠埃希菌、肺炎克雷伯菌、铜绿假单胞菌、金黄色葡萄球菌等。泌尿道感染分为上尿路感染及下尿路感染，上尿路感染包括肾盂肾炎、输尿管炎，下尿路感染包括膀胱炎、尿道炎。下尿路感染主要临床表现为血尿、尿频、尿急、尿痛，上尿路感染上述症状表现不重，主要表现为腰痛及发热、寒战等全身症状。发生泌尿道感染需要完善尿常规、尿培养、泌尿系统彩超检查，应用抗生素抗感染治疗。

泌尿道感染患者用药前需要完善尿培养，通过尿培养明确致病菌，从而指导医生选择有效的抗生素。临床上可根据尿培养及药物敏感试验结果选择敏感的抗生素、合适的药物剂量及用药方式，从而提高疗效及减少耐药菌产生。

44.什么是泌尿系结石?

泌尿系结石主要与饮食、药物、地区、种族及遗传有关,典型临床症状为腰腹痛及血尿,无症状患者可通过体检发现。泌尿系结石按部位分为肾结石、输尿管结石、膀胱结石,按成分分为草酸钙结石、磷酸钙结石、尿酸结石、胱氨酸结石等,泌尿系结石可通过彩超或CT明确结石大小及部位,指导治疗。

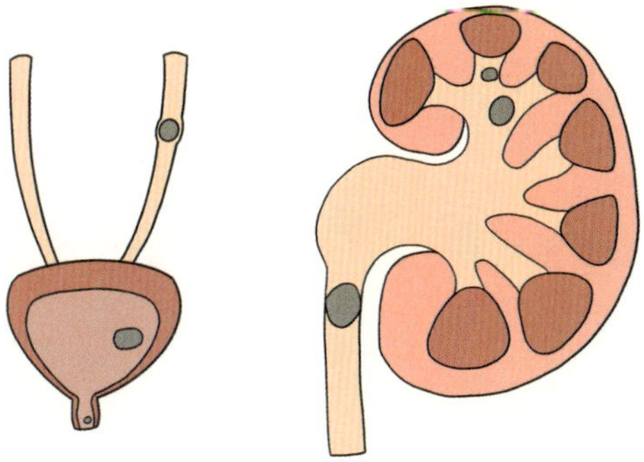

泌尿系结石

泌尿系结石可通过多饮水、避免久坐及暴食、增加锻炼、避免大量食用易形成结石的食物等方式预防。对于已经发生的泌尿系结石,分为保守治疗及外科治疗。一般来说,直径小于0.6厘米的结石,90%可以自然排出,结石直径大于1厘米时,则需要外科干预,首选体外冲击波碎石。对较大的、多发的复杂结石,可通过经尿道输尿管镜下碎石取石术、经皮肾镜碎石取石术等腔内介入疗法实施微创治疗。

45.查体发现肾积水,需要治疗吗?

肾积水为尿液排泄受阻表现,包括先天性及后天获得性肾积水。先天性肾积水多见于婴幼儿发育畸形,后天获得性肾积水多见于泌尿系肿瘤、泌尿系结石或邻近器官病变(如盆腔、腹腔或腹膜后肿块和腹膜纤维化等),可行泌尿系彩超或CT明确原因。

肾积水治疗的目的是防止积水进一步加重、影响肾功能。若发现肾积水,需就诊于泌尿科,通过检查明确积水原因,针对病因治疗。

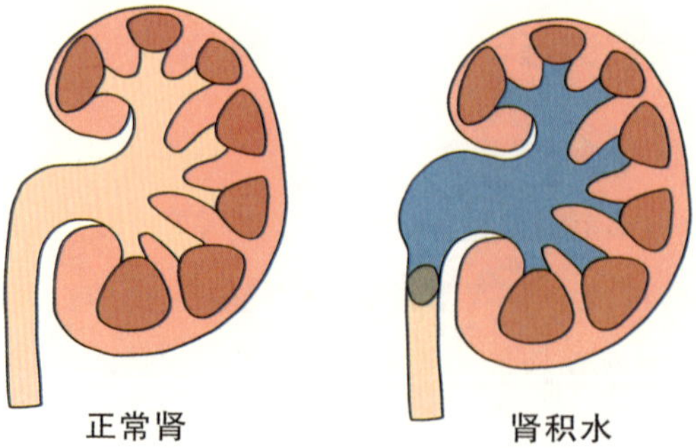

46.糖尿病患者出现蛋白尿就是"糖肾"吗?

糖尿病患者出现蛋白尿,不一定是糖尿病肾病。糖尿病患者在受到多种因素影响时,有可能会出现蛋白尿,如在剧烈运动、高蛋白饮食后,有可能会出现生理性的一过性蛋白尿;在发热、炎症等应激状态下,或合并泌尿系统感染时,可能出现蛋白尿;糖尿病合并原发性肾小球肾炎或继发性肾小球疾病,也会出现蛋白尿。因此,糖尿病患者一旦出现蛋白尿,一定要及时去专科门诊就诊,尽早明确诊断,给予针对性治疗。

47.怎样防止使用激素出现的肥胖、骨质疏松、高血压、高血糖?

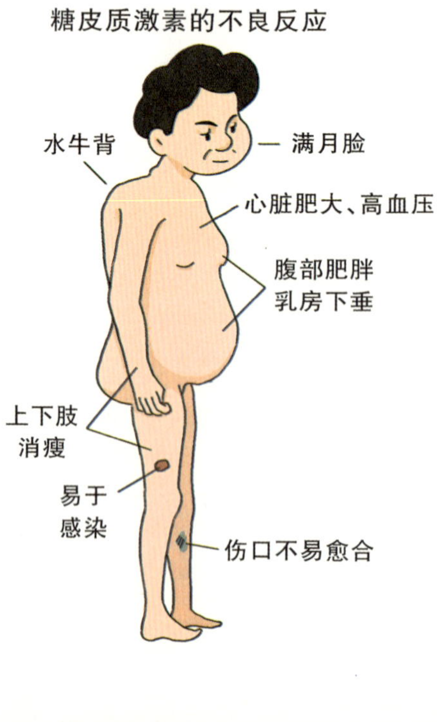

长期使用激素容易出现肥胖、骨质疏松，引起血压及血糖的升高，做到以下几点，可有效避免以上不良反应的发生：

(1)避免饱餐及暴饮暴食，每餐七八分饱，饮食要清淡，以富含纤维素的食物为主，减少主食、甜食、肥肉、油炸食物的摄入，控制体重，避免体重快速增长。

(2)定期监测血压、血糖，若使用激素期间血压大于140/90毫米汞柱，空腹血糖大于7.0毫摩尔/升，应及时去医院就诊，同时要行低盐饮食，避免进食高糖食物。

(3)服用激素期间要进食富含钙的食物，多晒太阳、适当运动，减少钙流失。

(4)定期去医院复查，调整药物剂量，遵医嘱服药，避免长期大剂量服用激素。

48.肾脏病患者的饮食需要注意什么？

对于慢性肾脏病患者来说，饮食在治疗中起到了非常重要的作用，它可以减轻肾脏负担，减少对肾脏的损害。

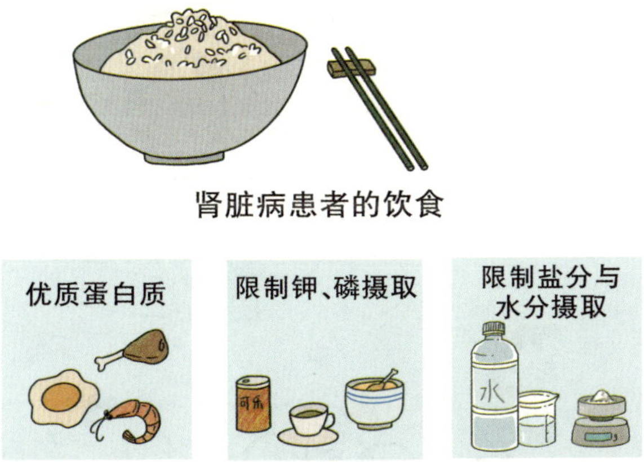

(1)肾脏病患者要低盐饮食，食盐摄入每日不超过6克，6克食盐约为一啤酒瓶盖的量。如果有明显的蛋白尿、水肿、高血压，则要控制在每日3克以下。

(2)肾脏病患者要行低蛋白质饮食，鼓励摄入优质蛋白质，如鱼肉、鸡蛋、牛奶等，同时要保证充足的能量摄入，以防止发生营养不良。肾脏病患者每日蛋白质摄入量为每千克体重0.6～0.8克，也就是一位体重60千克的肾脏病患者，每日摄入36～48克蛋白质即可。一个50克的鸡蛋含6～7克的蛋白质，可以根据体重进行计算。

（3）控制甜食、肥肉、动物内脏、油炸食品以及刺激性食物的摄入；控制高钾食物的摄入，如香蕉、橘子、橙子等水果，小米、玉米、马铃薯及其淀粉等。肾病患者排钾能力下降，摄入过多钾可能会导致高钾血症。

（4）限制高磷食物的摄入，如动物肝脏、坚果类、干豆类、各种含磷的加工食品等。

49.肾脏病患者运动时需要注意什么？

肾脏病患者适度运动可以保护肾功能，改善血压、糖脂代谢及营养状态，提高身体素质，但不能剧烈运动，以免加重肾损害。慢性肾脏病患者需根据自己的情况，制订合适的运动计划和目标，如户外散步、步行、慢跑、骑自行车、打羽毛球、做广播操及各类健身操、打太极拳、练八段锦等，要按循序渐进、逐步增加运动量的原则，酌情安排。运动频率建议为每周 3～5 次，每次运动持续 30～60 分钟。若慢性肾脏病患者合并糖尿病，每次运动前需备好糖果或糕点，若运动时出现头痛、头晕等不适，需立即停止。

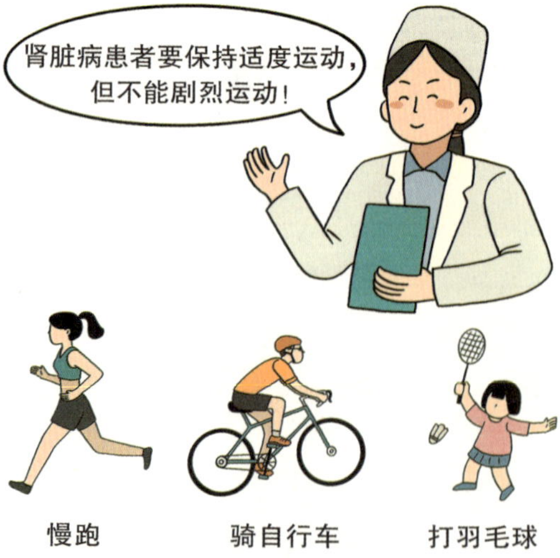

50.慢性肾脏病合并高血压患者的饮食需要注意什么？

慢性肾脏病合并高血压患者应行清淡、低脂饮食，多进食新鲜蔬菜、水果，避免刺激性食物。

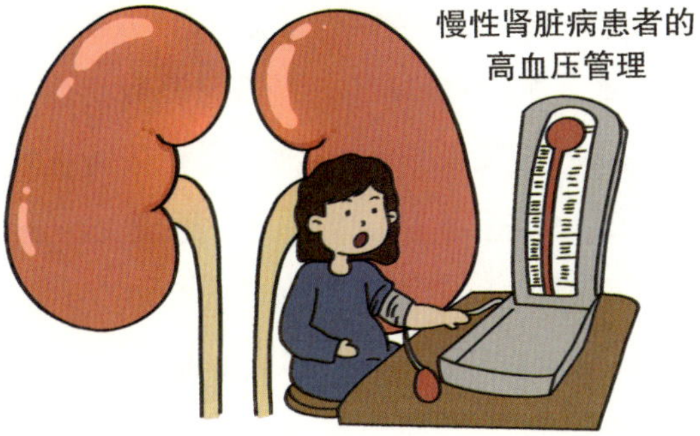

（1）建议慢性肾脏病合并高血压患者避免进食腌制品、罐头食品、味精等含钠丰富的食物，以及限制饮酒。食盐摄入量每日不超过6克，如果血压控制差或有明显的蛋白尿、水肿、肾功能不全，应控制在3克以下。

（2）减少脂肪摄入，少吃或者不吃肥肉和动物内脏。注意膳食纤维的补充，如可食用粗粮、芹菜等膳食纤维丰富的食物，促进肠道蠕动，改善便秘，防止患者用力排便而导致急性血压升高。

（3）避免摄入高糖、高脂肪食物，如蛋糕、巧克力等，以免增加血液黏稠度，戒烟限酒，同时减少饮用浓茶和咖啡。

（4）给予优质蛋白质，即富含必需氨基酸的动物蛋白质，如牛奶、鸡蛋以及鱼肉等，但不宜摄入高蛋白质饮食，以免导致尿蛋白增多而加重病情。

51.慢性肾脏病合并高血压患者在日常生活中需要注意什么？

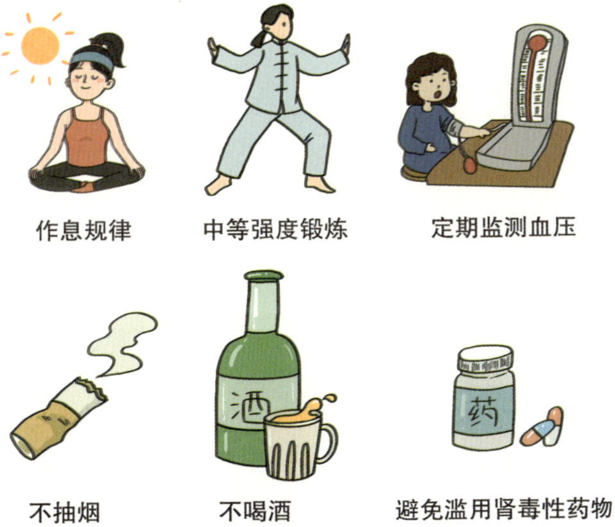

慢性肾脏病高血压患者日常生活需要注意以下几点：

(1)养成良好的生活习惯，作息规律，一般以“自我感觉不疲劳”为度。若出现肾炎活动迹象如蛋白尿、血尿增多，水肿明显，肾功能迅速减退等，应充分卧床休息，病情缓解并稳定后可适当下床活动，但应注意不可过度疲劳。

(2)不主张剧烈运动，可进行低或中等强度的锻炼，如慢走、打太极拳等。

(3)定期监测血压，规律服用降压药，调整好情绪，情绪波动过大不利于高血压的控制及肾病的治疗。

(4)不吸烟或者彻底戒烟，避免被动吸烟。

(5)不饮酒或限酒，避免饮用高度烈性酒。

(6)不滥用药物，不轻信“偏方”。

（李春霞　李慧　张雪梅　商滨　赵田　孔荣珍　张倩倩　陈兴映　孙婧　韦建新　王雪　贾真）

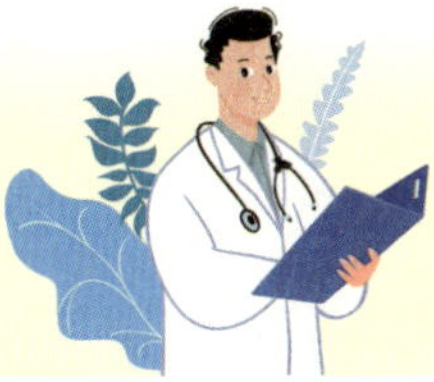

肾小球疾病

1.哪些肾脏病能被治愈?

有些肾脏病是可以被治愈的,主要有以下几类:

第一类是急性感染后发生的肾小球肾炎,又称“急性肾炎”,常见原因是链球菌感染,患病后1～3周出现水肿、高血压、蛋白尿、血尿,2～4周后逐渐好转。一般情况下,90%的患者1年后能痊愈,因此确诊急性肾炎时患者不必害怕。

第二类是急性肾小管坏死,将发生急性肾衰竭,主要表现为少尿、无尿;但50%以上的急性肾小管坏死患者通过正规治疗,肾功能可以完全恢复正常。

第三类是药物引起的过敏性间质性肾炎,及时停药并给予激素治疗,绝大多数患者肾功能可以恢复正常,不会有后遗症。

第四类是肾小球微小病变,是年轻人出现肾病综合征的常见原因,常突然发病;但是其对激素治疗比较敏感,90%的患者经过激素治疗可以完全缓解,使尿蛋白转阴。

第五类是膜性肾病,膜性肾病是常见的原发性肾小球疾病之一,发病率仅次于IgA肾病(处于第二位),而且近年来有增加的趋势。据统计,将近40%的原发性肾小球疾病都是膜性肾病导致的,其中20%～30%不用治疗也能好转;那些没有恢复的患者,使用免疫抑制剂后,也有将近20%的患者可以缓解,使尿蛋白转阴,部分膜性肾病患者可能痊愈。

第六类是汞中毒引起的肾脏损害,常见原因是使用不合格的化妆品导致的汞中毒。这类患者美容后出现水肿、肾病综合征等表现,血汞、尿汞也超标。这类患者及时做驱汞治疗后,绝大多数可以使尿蛋白转阴,不遗留后遗症。

第七类是妊娠相关的肾脏疾病，这也是可以痊愈的，如怀孕时出现蛋白尿、高血压，这些症状在孩子出生后就会消失。

总之，如果不幸罹患肾脏疾病，应树立战胜它的信心。

2.如何看尿常规检查报告？

作为临床三大常规检查之一，尿常规检查对疾病的诊断、治疗以及预后有着重要的意义。尿常规检查非常简单，不会给人体带来伤害。但是，千万不要小看小小的尿常规检查单。正确留取尿液可以提高尿常规检查的准确率。因此，我们在留取尿液时应选取晨尿，即清早起床、未进早餐和运动之前第一次排出的中段尿液。标本应在两个小时之内送检。成年女性留尿时应避开月经期，以防止阴道分泌物混入。用清洁干燥容器留取标本，避免污染。那么，应该怎么看尿常规检查单呢？

★ 尿 pH 值

尿液的正常 pH 值约为 6.5，在 4.5～8.0 之间波动。

尿 pH 值降低见于酸中毒、高热、痛风、糖尿病的患者，以及口服氯化铵、维生素 C 等酸性药物的患者。

尿 pH 值增高见于碱中毒、尿潴留、膀胱炎、应用利尿剂、肾小管酸中毒等患者。

★ 尿比重

尿比重可粗略地反映肾小管的浓缩和稀释功能，正常成人参考值为1.015～1.025。

晨尿尿比重最高，一般大于 1.025。尿比重增高见于糖尿病、急性肾小球肾炎、肾病综合征等患者。

尿比重降低多见于大量饮水、慢性肾小球肾炎、慢性肾衰竭、肾小管间质疾病、尿崩症等患者。

★ 尿液成分

(1)尿蛋白:正常情况为阴性(—)。

1)生理性蛋白尿:有些人在剧烈运动、紧张、高热的情况下会出现一过性蛋白尿,但通常不会超过"++"。

2)病理性蛋白尿:因各种肾脏及肾外疾病所致的蛋白尿,多为持续性蛋白尿,主要包括肾小球性蛋白尿、肾小管性蛋白尿、溢出性蛋白尿、组织性蛋白尿等。

(2)尿糖:正常为阴性(—)。

1)暂时性糖尿:见于强烈的精神刺激、脑外伤、脑血管意外等患者。短时间内摄入大量糖也可能出现糖尿。

2)持续性糖尿:较重型的糖尿病患者会出现持续性糖尿,也可见于甲状腺功能亢进、库欣综合征、肢端肥大等患者。

3)肾性糖尿:由于近端肾曲管重吸收能力过低,因此在血糖水平正常时出现糖尿,常见于慢性肾炎、肾病综合征等患者。

4)假性糖尿:尿中很多物质具有还原性,如维生素C、尿酸、葡萄糖醛酸或一些随尿液排出的物质(如异烟肼、链霉素、水杨酸、阿司匹林等),使尿糖定性试验出现假阳性反应,称为假性糖尿。

5)其他:见于肝硬化患者,以及妊娠期或哺乳期妇女。

(3)酮体:糖尿病酮症酸中毒时,尿酮体呈强阳性;其他如妊娠剧烈呕吐、重症不能进食等均可导致尿酮体阳性。

★ 显微镜检查

(1)细胞

1)红细胞:每个高倍镜视野下均有1~2个红细胞,即为异常表现;每个高倍镜视野下超过3个红细胞,尿外观无血色者,为镜下血尿;尿外观呈红色,为肉眼血尿。血尿常见于急性肾小球肾炎、慢性肾炎的急性发作期、急性膀胱炎、肾结核、肾结石及肾盂肾炎患者,亦可见于出血性疾病或肿瘤患者。

2)白细胞及脓细胞:正常尿中,每个高倍镜视野下白细胞可达0～5个;若每个高倍镜视野下超过5个白细胞或脓细胞,称镜下脓尿,常见于肾盂肾炎、膀胱炎、尿道炎或肾结核患者。

3)上皮细胞:扁平上皮细胞多见于成年女性,临床意义不大;小圆上皮细胞在健康人尿液中极难查见,如尿中出现,表示肾小管有病变,常见于急性肾小球肾炎,成堆出现时表示肾小管有坏死性病变,肾移植后发生急性排斥反应时也常见到,而且量多。

(2)管型

1)透明管型:见于正常人。

2)细胞管型:红细胞管型见于肾小球肾炎患者,白细胞管型见于肾盂肾炎患者。

3)颗粒管型:见于慢性肾小球肾炎、肾盂肾炎或药物中毒引起的肾小管损伤患者。

4)蜡样管型:见于肾小管病变严重的患者。

5)脂肪管型:见于肾病综合征、慢性肾小球肾炎急性发作、中毒性肾病患者。

3.尿蛋白呈阳性就是肾脏出了问题吗?

尿常规作为化验室三大常规中的一员,是患者在医院检测频率最高的项目之一。然而,就是这样一个常见的检查,其中的一项指标却经常让人感到害怕,那就是尿蛋白!

很多年轻医生见到尿蛋白呈阳性时首先联想到肾炎、肾病等,一下子就把病情想象得很复杂。而那些没有肾病既往病史的患者,一听到医生怀疑肾病,也是立马大惊失色。不过,经验丰富的老医生见到尿蛋白阳性时,则淡定许多,如果患者没有其他肾病临床表现,一般都会宽慰患者,让患者过段时间再复查一次。

其实,年轻医生的想法一点儿也没错,小心谨慎对待问题,做好应对难题的准备可以改善很多患者的健康状况,甚至挽救其生命。而老医生的淡定则源于丰富的经验，他们知道导致尿蛋白呈阳性的原因不仅限于肾炎、肾病等，常见的发热、尿路感染、剧烈运动、药物影响等都可能导致尿蛋白呈阳性；而且他们还知道，对于一个没有既往肾病史且没有肾病表现的患者，重新复查一次，很可能尿蛋白就变成阴性了。这是为什么呢？难道是化验室的人做错了什么吗？

化验室结果有错的可能性微乎其微，这要从尿蛋白检测的原理来进行解释。

尿常规里的尿蛋白一般是通过指示剂蛋白误差原理检测。该方法的优点是便宜、快捷，缺点是易受尿液的颜色、pH 值以及某些药物干扰而导致假阳性。另外，对于尿液里的球蛋白，该方法是无法检测的，如本周蛋白，尿常规就无法检测。鉴于方法学的限制，导致尿蛋白检测的特异性不高，易出现假阳性，尤其是深色尿液以及尿液 pH 值较高的患者，在调整饮食后重新检测，结果就可能恢复正常。

对于尿蛋白的认识，某些经常验尿常规的肾病患者还有一个常见误区，那就是过于计较尿蛋白有几个“＋”号。尿蛋白检测实际上是一个定性试验，主要用来说明有或无的问题，其检测精度比其他定量方法低得多。它的“＋”“＋＋”“＋＋＋”“＋＋＋＋”只能粗略反映尿蛋白的量，其相邻两个级别的差异是很不确定的，就好比用直尺去测量一根头发有多粗一样，得到的只能是近似值。对于肾病患者，最好还是检测 24 小时尿蛋白总量，其动态观察效果以及定量精度都比尿常规里的尿蛋白好很多。

正确认识尿蛋白，您需要了解以下四点：

(1)尿蛋白检测特异性不高，当尿蛋白呈阳性时，请留意尿液颜色及 pH 值，注意是否为假阳性，其主要用于健康人群的体检筛查。

(2)尿蛋白检测是一种定性试验，“＋”和“＋＋”的差别不大。

(3)如果想检测早期肾功能损伤，请优先选择血清学指标，它们的检测效果远好于尿常规检测。

(4)对于一般人来说，尿蛋白呈阳性首先见于假阳性、尿路感染、生殖器分泌物污染、发热、剧烈运动、药物等，其次才是肾病等较为严重的疾病。

4.剧烈运动后尿血是怎么回事？

有些人运动后会出现明显血尿和尿浑浊，如果去医院做彩超，会发现肾脏的形状是正常的，肾功能检测也在正常范围，只有尿常规检测有尿潜血，伴或不伴少量蛋白质。如果吃了医生开的药，或休息一下，症状就会消失，但运动后又出现。这是得了什么病？为什么会这样？

★ 什么是血尿呢？

正常人尿液中无红细胞或偶见个别红细胞，如离心沉淀后的尿液，光学显微镜下每高倍视野有 3 个以上红细胞，可称为血尿。运动性血尿发生于泌尿系统没有任何病理改变而完全健康的人身上，主要是由于运动中肾脏剧烈震动或受到撞击使之发生创伤，这种创伤可使肾脏血管破裂而出现血尿。

若运动后出现血尿，首先要排除器质性病变。

若运动前患有慢性隐匿性泌尿系疾病，如泌尿系统结石、肾小球肾炎、泌尿系统感染等疾病，通过运动使结石滑动刺伤泌尿器官的黏膜而出血；运动加重了原有的炎症及感染程度，造成出血等。这些虽然也是运动后发生血尿，但其主要原因是原来就有病理改变，只是运动诱发出症状，故血尿还是由原来的疾病引起。这种血尿患者要停止运动，先治疗原有疾病，等疾病治愈后再参加运动就不会再出现血尿了。

★ 为什么有的人出现血尿，有的没有呢？

这可能与每个人的肾脏在身体运动时所造成的肾缺血的情况不同相关，有的人即使大量运动，也不出现肾缺血，有的人就可能出现肾缺血。另外，还可能与身体运动的方式有关。出现运动性血尿可作为运动量过大或身体机能下降的信号。

如诊断为运动性血尿，患者可按下列原则处理：

(1)运动后仅出现少量镜下血尿，且运动后第 2 天血尿即消失者，可继续进行训练，但应注意训练情况及身体机能情况，必要时可适当调整运动量。

(2)运动后镜下血尿较多，但还不是肉眼血尿，又能在运动后迅速消失者，血尿当天或 24 小时内应终止训练，适当休息，并适当调整运动量。参加训练后，要反复查尿，严密观察，加强医务监督。

(3)运动后出现肉眼血尿者,应休息并进行药物治疗。在反复查尿的严密观察下,如运动后血尿始终为阴性,可逐步加大运动量,恢复正常训练;如血尿虽能在休息后短期内消失,但运动后又反复出现肉眼血尿,应延长休息时间,在进行药物治疗的同时,应尽早做较全面深入的检查,以排除器质性病变。

5.肾脏病会遗传吗?

以往观点认为,大多数肾脏病为散发,只有少数几种会遗传。近年来的研究发现,许多肾脏病与遗传背景有关,疾病谱不断扩大。

常见遗传性肾脏病:①小球疾病:先天性肾病综合征、Alport 综合征(奥尔波特综合征)、薄基底膜肾病、Fabry 病(法布里病)等。②囊肿性疾病:常染色体隐性多囊肾病、髓质囊肿病等。③肾小管间质疾病:Bartter 综合征(巴特综合征)、Gitelman 综合征(吉特尔曼综合征)、原发性高草酸尿症等。

肾脏病常见遗传方式和特点:①常染色体显性遗传:代代发病,男女无差别,如多囊肾病等。②常染色体隐性遗传:隔代遗传、近亲婚配多见,如 Bartter 综合征等。③伴性遗传:男女发病概率不同,男性病情往往较重,如 Alport 综合征等。

以下情况提示有遗传性肾病可能:①肾脏病发病年龄早,特别是婴幼儿时期起病。②一个家族中有多人患有肾脏疾病。③有近亲婚配情况。④有明显肾外症状,特别是有器官发育异常的情况。

得了遗传性肾病该怎么办?

首先要消除顾虑,及时就医,提供详细的家系成员情况。其次,通过相关检查,明确诊断,还应早期干预治疗,定期复查。最后,接受产前检查和生育指导,防患于未然。

6.检测 24 小时尿蛋白总量要注意什么?

(1)早上 7 点时将尿液排出,弃去。

(2)7 点以后的尿液全部收集于一个大的容器内(如干净的痰盂、广口瓶等,或由实验室提供特殊容器),至第二天早上 7 点,将最后一次尿液排入容器中。

(3)将全部标本混合均匀。

(4)用有刻度的容器量取 24 小时的总尿量，并记录于化验单上。

(5)再从混合均匀的尿液中取出 10 毫升左右的尿液，放在洁净干燥的容器内尽快送检。

某些特殊化验需在尿中添加防腐剂，可从实验室领取，预先放于留尿容器内，或听从实验室工作人员的安排。

7.为什么要做 24 小时尿蛋白总量检查?

尿常规检查作为肾脏病的常见检查，可以筛查出肾炎、泌尿系统感染、间质性肾炎、糖尿病等疾病。但是，将尿常规作为评价肾脏疾病治疗效果的依据就显得不够精确，特别是尿常规尿蛋白转阴后，更是无法检测，这时 24 小时尿蛋白总量检查的优势就显现出来了。24 小时尿蛋白总量就是把患者一整天的尿收集起来送检，测出患者一天之内从尿中丢失的蛋白质量，以评估患者病情的轻重和治疗效果。正常人 24 小时尿蛋白总量在 0.15 克以下，否则就是异常。24 小时尿蛋白总量是患者检查肾功能的一项常见检查事项，是检查患者肾功能的一项很重要的参考指标，可以帮助医生判断病情。检查此项可以判断是否有肾脏功能异常，排除临床肾炎类疾病，明确肾脏疾病的严重程度，是临床肾脏疾病的早期筛查性检查。但一般不能确定具体肾脏疾病，需要结合其他项目分析。如果治疗过程中尿蛋白总量越来越少，说明治疗效果良好，反之说明无效。蛋白定量是影响肾脏预后的独立危险因素，应该积极干预。

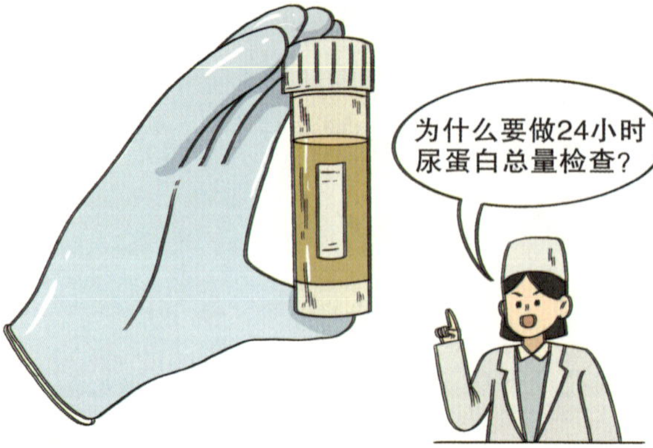

8.什么是尿微量白蛋白尿肌酐比值?

尿微量白蛋白与尿肌酐的比值增高，说明尿中的蛋白质含量增多，往往是肾脏疾病造成的。由于肾脏受到损伤，体内的蛋白会从肾脏丢失而进入尿液之中，表现为尿蛋白呈阳性。这种情况需要到肾内科就诊，进一步检查相关指标来评估病情和明确病因，针对性地应用保护肾脏、减少尿蛋白的药物进行治疗，预防疾病恶化。尿微量白蛋白与尿肌酐的比值增高提示出现肾脏早期损伤，往往在下列疾病中要进行尿微量白蛋白与尿肌酐比值的测定：

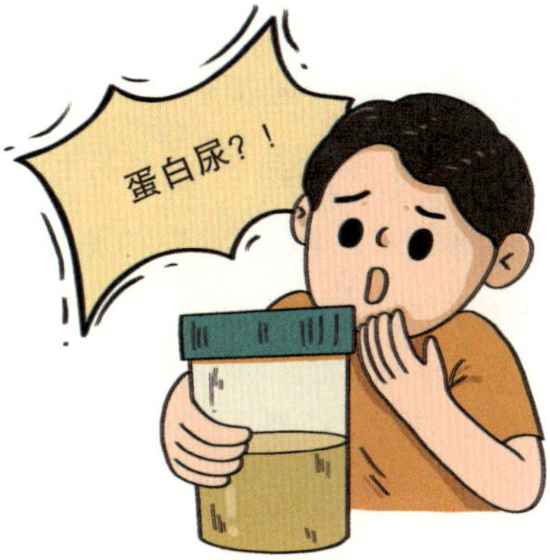

★ 糖尿病

糖尿病属于慢性病，病程比较长，及时发现肾脏损害可以使病情逆转。尤其对于糖尿病超过五年的患者，即使尿蛋白定性试验呈阴性，也需要进行尿微量白蛋白与尿肌酐比值测定，及早发现糖尿病肾病，使其逆转。

★ 高血压

可以进行尿微量白蛋白与尿肌酐比值的测定，及早发现早期的高血压肾损害，经过合理的降压、保肾治疗，使其逆转。比较常用的药物有 ACEI(血管紧张素转化酶抑制剂)或者 ARB(血管紧张素Ⅱ受体阻滞剂)，必要的时候还需要使用激素、免疫制剂等，注意定期随诊复查以监测病情变化。

9.患了 IgA 肾病，为什么要做肾穿刺?

肾穿刺就是在 B 超定位下，用细针取出少量肾脏组织以进行病理诊断的一种检查方法。它是临床诊断肾脏疾病常用的一种非常有价值的实验室检查方法。许多肾脏疾病病理表现不同，预后不同，治疗方法也不同，但临床表现却十分相似，如都表现为蛋白尿或血尿，这样仅根据临床化验和一般性检查就很难确定诊断，不利于临床医生及时采取有针对性的治疗措施，因此常需要做肾穿刺检查。IgA 肾病是常见的肾病类型，但是病情发展变化大，肾穿刺活检术是判断肾炎种类、肾炎严重程度，以及预测预后的重要手段。IgA 肾炎的发病比较隐蔽，临床表现不多，只通过肾功能、尿蛋白总量等相关指标来检测肾病的种类以及病情程度，误差比较大。肾穿刺活检术直接通过病理检测，准确性比较高，对疾病的诊断、治疗以及预后的预测有很高的临床价值，而且对肾脏的损伤非常小。因此，IgA 肾病患者行肾穿刺对其进一步诊治有较大的好处，且风险相对较小。

肾穿刺

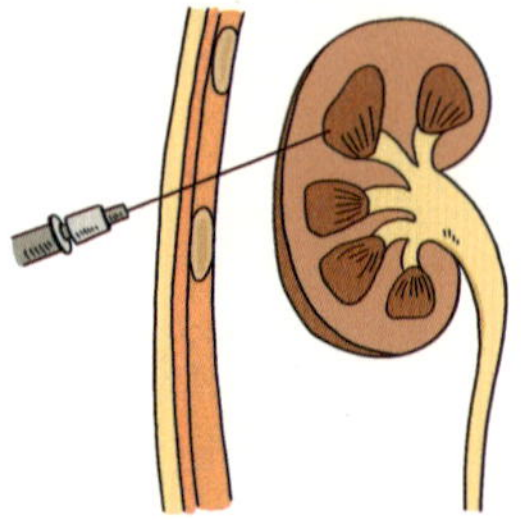

10.IgA 肾病能治愈吗?

IgA 肾病是一种最常见的原发性肾小球疾病，临床表现为反复发作性肉眼血尿或镜下血尿，有时可伴有蛋白尿、高血压等，病因不明。部分 IgA 肾病患者能治愈，IgA 肾病属于免疫病理诊断，是由于机体免疫异常导致免疫球蛋白 A 在肾脏沉积，引起炎症反应，损伤肾小球所引起的一类疾病。IgA 肾病属于慢性肾炎，有多种病理类型改变，以系膜增生性肾小球肾炎最多见。轻度系膜增生性肾小球肾炎经过对症或雷公藤等治疗后可治愈。重度系膜增生性肾小球肾炎或者其他病理类型，如局灶节段硬化性肾小球肾炎、新月体肾炎等，需要使用激素、免疫抑制剂等治疗，部分患者可稳定控制病情，部分患者病情会逐渐加重，出现肾功能衰竭。IgA 肾病治疗过程中一定要坚持。患者要适当休息，避免剧烈运动，若病情稳定，进行锻炼是必要的。要避免受凉，防止各种感染，饮食以清淡为主，可吃富含维生素的蔬菜水果，不要吃腌制食品，忌酒。

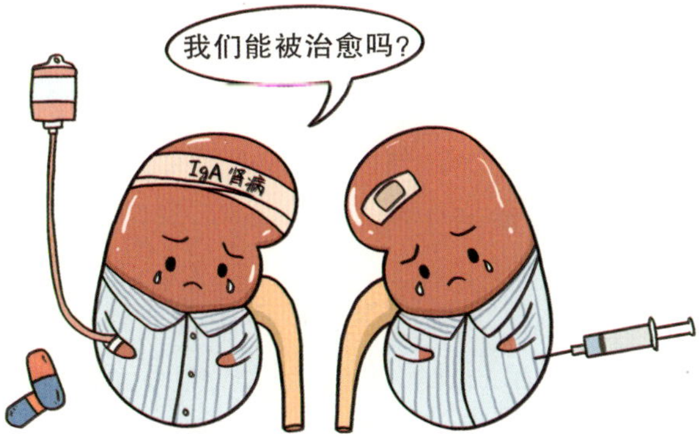

11.IgA 肾病有什么最新的治疗方法?

对 IgA 肾病的最新治疗，仍然以 IgA 肾病所导致的病理损害程度，以及临床表现综合施治。因为 IgA 肾病是以肾小球的系膜区免疫球蛋白 IgA 沉积为主，严重者会伴有新月体的形成、肾小管萎缩和间质的纤维化。治疗上，对于 IgA 肾病，单纯的蛋白尿和反复血尿的患者，需要避免感染和劳累，注意寻找感染灶，以保护治疗为主，而一旦发生肾病综合征改变，可以使用激素联合免疫制剂，新型的免疫制剂包括吗替麦考酚酯、环孢素、他克莫司、来氟米特等。在用药过程中，应注意药物的不良反应。一旦 IgA 肾病合并肾功能不全，就要根据肾功能不全的分期，以及所伴有的并发症进行降氮治疗，

IgA肾病最新的治疗方法

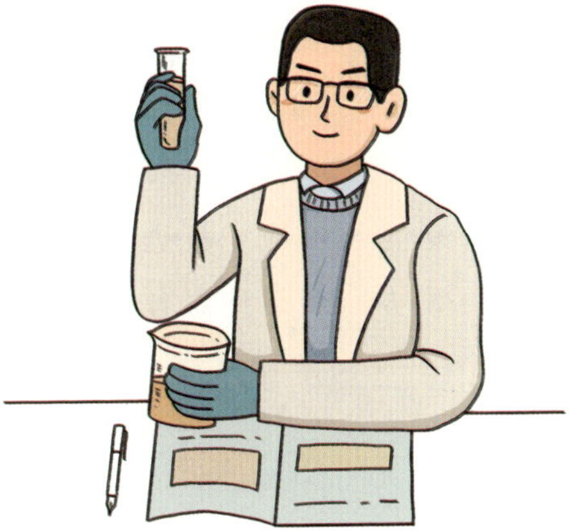

控制血压,保护肾脏。

布地奈德口服靶向释放制剂是一种口服专利制剂,能在回肠末端靶向释放糖皮质激素(布地奈德),使之高度聚集于小肠派氏结区域,旨在抑制局部黏膜B淋巴细胞活化产生IgA,可能为传统的全身免疫抑制疗法提供一种替代方案,全身不良反应较小。该药物在2期和3期随机对照临床试验中均证明是有效的。同时,我国自主研发的泰它西普已获批上市,已完成2期临床研究,正在进行3期研究,单用该药效果较好。此外,还有利妥昔单抗等靶向药物的临床研究正在积极开展。

12.IgA肾病的血尿能消失吗?

IgA肾病是由于IgA复合物沉积在肾小球的一类疾病,主要患者群是亚洲青少年男性,主要的临床表现有镜下血尿或肉眼血尿,或者肉眼血尿伴尿蛋白,或者临床表现以肾病综合征为主,也就是说存在大量蛋白尿和低蛋白血症。IgA肾病是一种肾脏病理诊断,大多数患者或轻或重都存在血尿,有部分患者表现为镜下血尿,有部分患者表现为肉眼血尿。治疗以后,大多数患者血尿很难消失,但是在一般情况下,血尿对肾脏的损伤程度比较小。IgA肾病的严重程度取决于病理改变。临床上有些IgA肾病患者在经过积极的药物治疗之后,尿常规会转阴,血尿会消失,患者的肾功能在正常范围之内。还有些患者在经过了积极药物治疗之后,血尿消失,尿中红细胞定量小于每高倍视野5个,24小时尿蛋白总量小于1克,而且长期观察上述指标没有明显变化。还有一些IgA肾病患者虽然经过了积极的治疗,但是血尿水平或蛋白尿水平没有得到明显改善,患者的肾功能出现进行性恶化。如果患者蛋白尿明显增多,必要时应积极进行肾脏穿刺活检术,以明确患者具体肾脏病变组织学类型,从而可以使患者得到更有针对性的治疗,建议患者平时注意规律作息,当出现肉眼血尿时,一定要适当卧床休息,避免过度活动,以免病情加重。

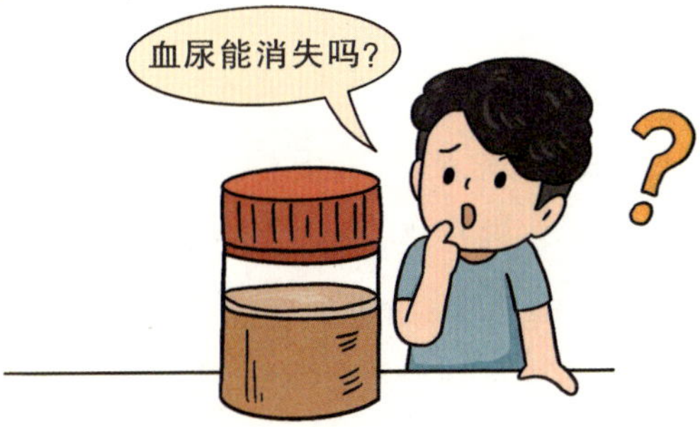

13.IgA 肾病患者能怀孕吗？

如果病情控制良好，IgA 肾病患者是可以怀孕的，但怀孕前需要具备以下几个条件：

(1)病情稳定，可耐受停用 ACEI/ARB 类药物；肾病患者所服用的普利类/沙坦类药物、糖皮质激素(如泼尼松片、甲泼尼龙片)可减量至每天服用 2 片以内，近期未应用环磷酰胺等免疫抑制剂。

(2)肾功能稳定在慢性肾脏病 1～2 期(需肾内科医师根据患者血肌酐水平等评估计算)。

(3)控制 24 小时尿蛋白总量不超过 1 克。

(4)血压在 140/90 毫米汞柱以内。

(5)患者及家属需要充分了解，当肾功能达慢性肾脏病 3 期及以上水平时(肾内科医师诊断及评估)，怀孕会使胎儿患某些疾病的风险增加，会使孕妇肾功能恶化的危险增加。

14.医生为什么要给患者反复检查抗 PLA2R 抗体？

首先，抗 PLA2R 抗体为抗磷脂酶 A2 受体抗体，是膜性肾病的一种血清标志物，其特异性能达到 99%。什么叫血清标志物呢？通俗来说就是可以通过抽血检测抗 PLA2R 抗体来确定患者所患肾病是否为膜性肾病。那什么叫特异性呢？简单来说，如果患者抽血检查抗 PLA2R 抗体是阳性，那么有 99%的概率患有膜性肾病，临床上就可以按膜性肾病的诊疗方案来进行治疗，而不再行肾穿刺活检检查。

那么，反复检查抗 PLA2R 抗体的意义是什么？抗 PLA2R 抗体不仅可以用来诊断膜性肾病，抗体的滴度变化还能对病情进行监测、指导治疗方案的调整。并且，抗体滴度的变化要比我们常用的尿蛋白总量的变化超前。例如，一个抗 PLA2R 抗体为阳性的膜性肾病患者，建议在应用治疗方案 1 个月左右监测抗体滴度变化，如抗体滴度下降明显，则很大程度说明目前治疗方案有效，以后每 3 个月左右持续监测抗体滴度来观察治疗效果；如抗体滴度未下降，甚至有所上升，则说明该治疗方案可能对患者无效，需要调整治疗方案；如经治疗患者抗体滴度已降至持续阴性，则可考虑逐渐停用相关药物如激素、免疫抑制剂。

15.使用他克莫司治疗期间需要注意什么？

他克莫司（FK506）治疗期间需监测血药浓度来评估全身的吸收情况。针对狼疮性肾炎和原发性肾病综合征，建议患者每天服用他克莫司治疗的剂量为 0.05～0.1 毫克/千克（体重），每日剂量分 2 次口服，间隔 12 小时，最好是空腹或至少在进食前 1 小时或进食后 2～3 小时服用，以达到最大吸收，药物谷浓度为 3～5 纳克/毫升。影响肝脏细胞色素 P450 代谢系统的药物都可能进一步影响其药物浓度，常用来提高药物浓度的药物有抗真菌药（酮康唑、氟康唑、伏立康唑）、大环内酯类抗生素（红霉素、克拉霉素）、钙拮抗剂（地尔硫䓬）、某些中药（五酯胶囊），葡萄柚、茶等常见食物也可提高药物浓度。常见不良反应包括肾毒性、神经毒性、血糖升高，用药期间应注意监测肝肾功能及血糖。

16.使用利妥昔单抗治疗期间需要注意什么？

使用利妥昔单抗治疗期间应注意以下几点：

（1）注意监测有无输液相关反应，包括发热、恶心、寒战、呼吸困难、荨麻疹/皮疹、暂时性低血压等，估计有 80％的致命反应发生在第一次输液时，医生通常在输液前给患者使用激素和抗组胺药。

（2）利妥昔单抗容易引起乙肝病毒再激活，应注意筛查患者有无感染过乙型肝炎病毒。

（3）应注意监测感染，消化系统、皮肤和口腔反应。利妥昔单抗可能会削弱免疫系统的功能，患者在治疗期间容易感染。因此，患者应尽量避免接触有传染性的病原体，注意个人卫生，保持良好的饮食和生活习惯。

（4）妊娠妇女及孕妇禁用，治疗 12 个月后才能尝试怀孕。

（5）应用利妥昔单抗治疗前或治疗期间避免接种活疫苗。因为免疫系统的抑制可能会影响疫苗的有效性和安全性。在治疗期间如需接种其他疫苗，应事先咨询医生。

17.使用雷公藤多苷治疗期间需要注意什么？

雷公藤多苷是具有抗炎及免疫抑制作用的中成药，治疗期间需要注意以下几点：

（1）雷公藤多苷存在生殖系统毒性，可以造成女患者月经紊乱、闭经，男患者精子活力下降，有生育要求的患者应慎用，哺乳期妇女禁用。

（2）患者可能出现胃肠道的症状，如恶心、呕吐等，有的患者可能出现肝功能损害，如转氨酶升高、胆红素升高等，用药期间应注意监测肝肾功能。

（3）雷公藤多苷会影响血液系统，使患者出现白细胞、血小板下降，严重时患者会出现粒细胞缺乏和全血细胞减少，用药期间应注意监测血常规。

（4）其余常见不良反应包括心悸、胸闷、头晕、头痛、失眠、心律失常等，在服药过程中要严密监测不良反应的发生，如果出现上述不适症状，应及时就诊。

18.使用火把花根片治疗期间需要注意什么？

火把花根片由昆明山海棠之根加工而成，具有抗炎及免疫抑制作用，治疗期间需要注意以下几点：

（1）存在生殖系统毒性，可以造成女患者月经紊乱、闭经，男患者精子活力下降，有生育要求的患者应慎用，哺乳期妇女禁用。

（2）患者可能出现胃肠道症状，如恶心、胃部不适、腹胀等，有的患者可能出现肝功能损害，如转氨酶升高、胆红素升高等，用药期间应注意监测肝肾功能。

（3）会影响血液系统，出现白细胞、血小板下降，用药期间应注意监测血常规。

19.使用来氟米特治疗期间需要注意什么?

来氟米特是一种新型免疫抑制剂,其活性代谢产物可抑制嘧啶的合成,从而抑制淋巴细胞增殖。常见不良反应包括腹泻、腹痛、恶心、口腔溃疡、脱发、皮疹、感染以及肝酶上升,来氟米特引起的肝酶上升为剂量依赖性并可恢复,用药之初应监测肝功能,以后每 4 周复查 1 次,稳定后可延长监测周期。少数患者可发生严重高血压,停药后可恢复。患者应用来氟米特时不应接种活疫苗,妊娠期和哺乳期妇女禁用。

20.使用硫唑嘌呤治疗期间需要注意什么?

硫唑嘌呤为嘌呤类似物,一般耐受性良好。常见不良反应有感染、胃肠道反应、肝毒性和血液系统毒性。治疗的前 4 周应每 2 周监测 1 次血常规和肝功能,以后每 4 周监测 1 次,如白细胞小于 3×10^{9}/升,则应停药。与血管紧张素转化酶抑制剂如卡托普利、马来酸依那普利、盐酸贝那普利等合用可增加白细胞减少和贫血的风险,与华法林合用可降低华法林的抗凝血作用。应避免与别嘌呤醇合用,否则硫唑嘌呤的剂量应减少 50%～70%。

21.尿里泡沫增多是肾脏出现问题了吗?

正常情况下,排尿过程中会产生少量泡沫,并且会很快消失,如果排尿时有大量泡沫或较前明显增多,提示身体可能存在某种疾病,如糖尿病、肝肾疾病、泌尿系统感染等,应该去医院就诊,完善相应检查。

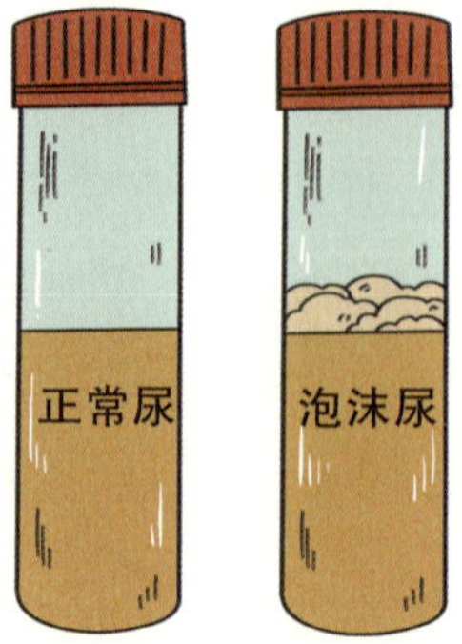

22.肾病综合征为什么要用激素治疗?

肾病综合征之所以要用激素治疗,是由于肾病综合征患者的发病机制。激素具有抗炎、抑制免疫的作用,而肾病综合征患者往往存在免疫功能紊乱,导致肾小球出现免疫炎症反应,从而导致肾小球基底膜增厚、系膜细胞增生、系膜基质增多,也表现有大量的炎症细胞浸润。通过激素治疗可以减轻炎症反应,减少蛋白尿,同时具有一定保护肾功能的作用。

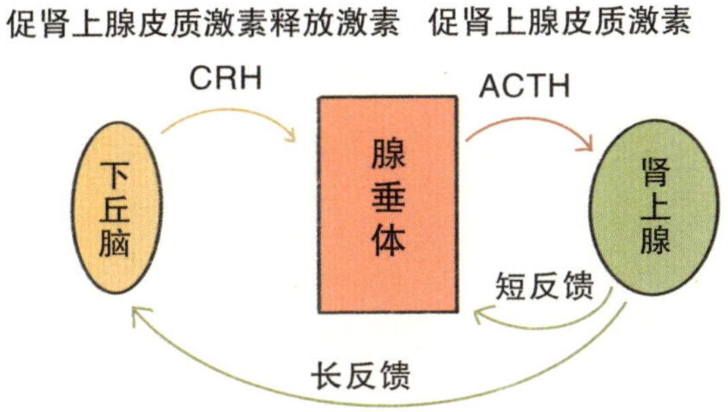

23.用不同激素治疗肾病综合征有区别吗?

激素的种类很多,常被应用于肾病综合征的有以下几种:

(1)类固醇类激素:肾上腺皮质激素、雄激素、雌激素。

(2)多肽及蛋白质类激素:各种垂体激素、各种下丘脑激素、降钙素。

(3)氨基酸衍生物类激素:甲状腺激素、肾上腺髓质激素、松果体激素。

(4)脂肪酸衍生物类激素:前列腺激素。

★ 肾上腺皮质激素类

这是激素类药物常见的类型之一,这类药物主要包含促肾上腺皮质激素、盐皮质激素和糖皮质激素等。糖皮质激素又分为短效、中效、长效糖皮质激素。肾病患者最常用的是中效糖皮质激素,如强的松、强的松龙以及甲强龙。

★ 性激素类

这是女性患者比较常用的激素类药物。

★ 甲状腺激素类

甲状腺激素类药物对于治疗甲状腺疾病有很好的疗效。

★ 胰岛素类

这类药物主要用于治疗糖尿病。不同的激素有不同的治疗作用，要根据病情对症选用激素治疗。

24.治疗肾病时选择哪种激素更好?

肾病患者常用的激素是中效糖皮质激素，如泼尼松、甲泼尼龙等。地塞米松是长效激素，不建议服用，长期使用有很多不良反应。甲泼尼龙不需要经过肝脏代谢，肝功能不好的患者更倾向于选择甲泼尼龙，水肿严重或者泼尼松疗效不佳时，也可更换为甲泼尼龙口服或静脉应用。患者应用激素期间需要注意激素的不良反应，如感染、骨质疏松、药物性糖尿病、消化道出血等，应定期复查，遵医嘱调整药物剂量。

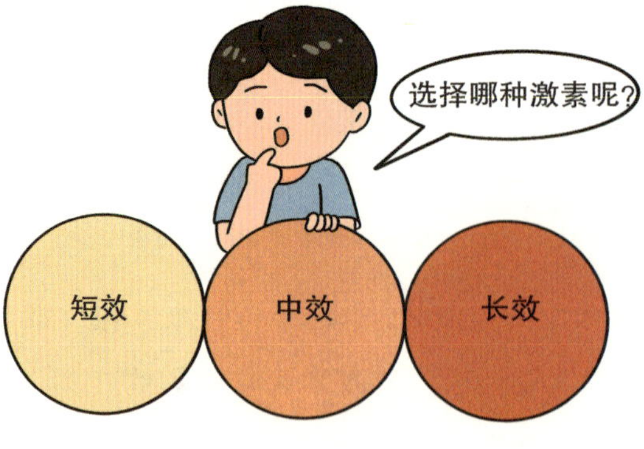

25.使用环磷酰胺治疗期间需要注意什么?

环磷酰胺（CTX）的特点：

- 周期非特异性药物
- 经肾脏排出
- 骨髓抑制：白细胞最低值在1～2周，对血小板计数影响小
- 胃肠道反应：停药1～3天后消失
- 泌尿道反应：出血性膀胱炎
- 现用现配

用环磷酰胺治疗期间需要注意以下几点：

(1)环磷酰胺可以导致胎儿畸形,也可以通过乳汁排泄,因此妊娠期妇女应禁用,哺乳期妇女用药时应该暂停哺乳。

(2)应用环磷酰胺前可以预防性使用止吐药物,减少环磷酰胺导致的胃肠道反应。

(3)由于环磷酰胺的代谢产物对膀胱有刺激性,所以治疗期间需要大量饮水,将代谢物及时排出体外,防止环磷酰胺在膀胱内蓄积而导致出血性膀胱炎。

(4)由于环磷酰胺对血细胞和肝脏的不良影响,用药期间需要定期检查血常规和肝功能。

26.使用环孢素治疗期间需要注意什么?

服用环孢素期间,应注意以下几点:

(1)环孢素会影响血压及血糖,要定期监测血压及血糖。

(2)环孢素可以引起多毛、牙龈增生,有一定的肝肾毒性,要定期检查肝肾功能,监测血药浓度,以便调整药物剂量。

(3)服药时尽可能与牛奶或果汁饮料(葡萄汁、柚子汁除外)同服,可以提高环孢素的生物利用度。另外,要注意环孢素和其他药物之间的相互作用,如西咪替丁、地尔硫䓬、红霉素、酮康唑等与之合用,会增加环孢素的血浆浓度,从而使其肝肾毒性增加,而利福平、卡马西平、苯巴比妥等药物可加快环孢素在肝内

的代谢，从而使其血药浓度迅速下降。因此，与上述各药合用时须慎重，应监测患者的肝肾功能及环孢素的血药浓度。

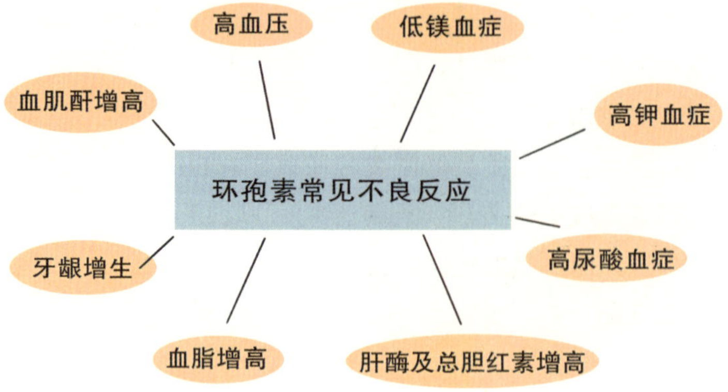

（李学港　赵田　王剑　张相瑜）

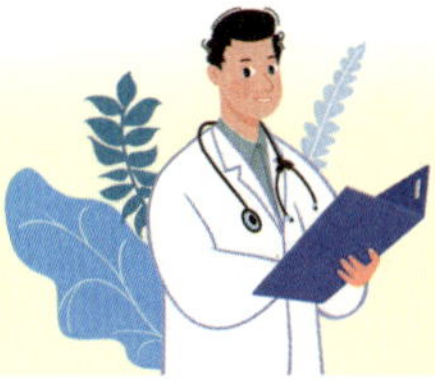

肾脏替代治疗

1.尿毒症能被治愈吗?

很多患者会怀着一丝希望问:“医生,尿毒症是不是可以被治愈?”可惜的是,目前来看,答案是否定的。当各种肾脏病最终导致终末期肾脏衰竭时,也就是发展为尿毒症时,患者肾脏中大部分的肾单位已经发生了永久性不可逆损伤,肾脏已经变小而严重萎缩,肾细胞缺血和缺氧的情况非常严重,此时肾脏硬化犹如瘢痕,损坏的肾单位已不可拯救,肾功能的恶化也已不可避免。

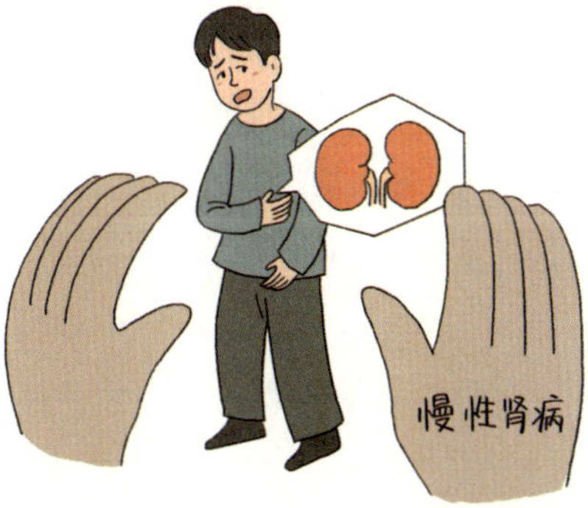

目前,尿毒症期作为慢性肾脏病的终末期,世界范围内仍以肾脏替代治疗为主,除了透析与肾移植,暂时没有更好的治疗手段。

因此,广大“肾友”的病情如果已经发展到尿毒症期,应积极及时治疗,切勿延误病情。

2.尿毒症有哪些治疗方法?

如果患者的肾功能损害已经发展到尿毒症期,则肾脏排泄毒素、保持水平衡等的能力就下降了,这时就需要一种治疗方法及时帮助患者完成肾脏的这些功能并缓解不适,这种治疗方法就叫肾脏替代治疗。

常见的尿毒症患者的肾脏替代治疗方法有三种:

第一种是血液透析,它通过将体内血液引流到体外,经由一个由许多根空心纤维组成的透析器,替代肾脏清除体内多余的代谢废物、过多的水分等,然后将经过净化的血液回输到体内,称为血液透析。

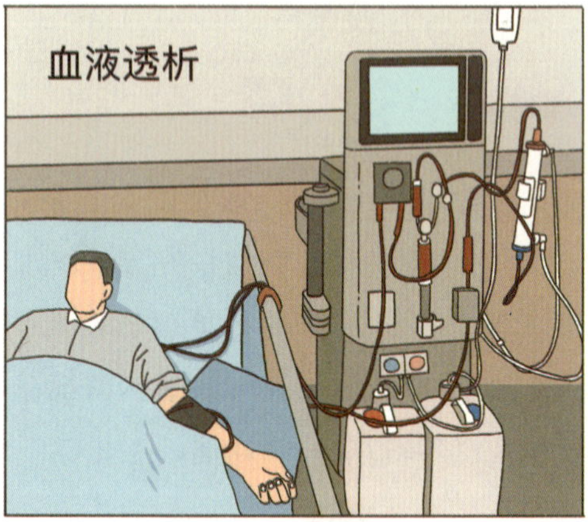

第二种是腹膜透析,腹膜透析是将一根柔软而有韧性的医用硅胶管放入腹腔内,通过这个硅胶管向腹腔内注入腹透液,利用自身腹膜的功能清除体内潴留的毒素和过多的水分,经过留腹几小时后,将腹透液排出体外。

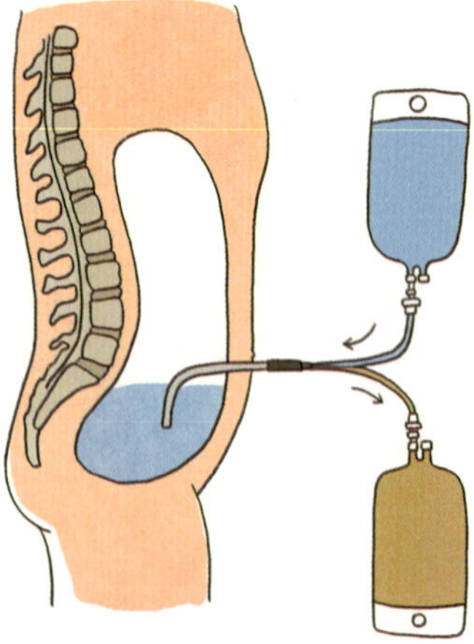

第三种是肾移植，它是将一个功能正常的肾脏移植到患者腹部，以发挥正常的肾脏功能，替代患者自身已经失去功能的肾脏。

根据每位患者的具体情况，替代方式也将具体化、个性化，因此需要在正规医院专业医师的评估下进行选择。

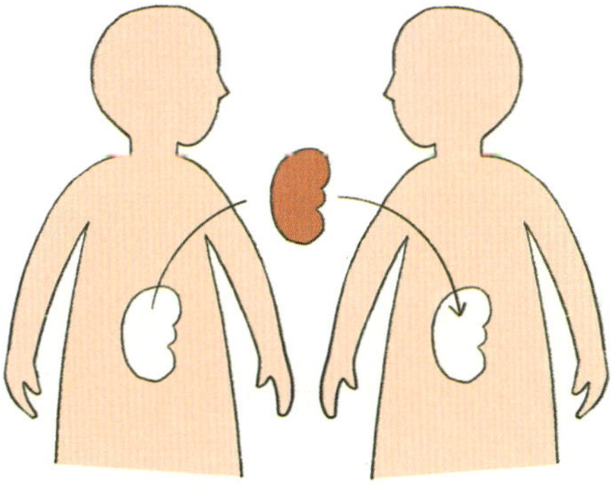

3.血液透析患者为什么要评估干体重?

血液透析患者的干体重是指身体无多余水分潴留，同时又不缺水时的体重，是血透治疗结束时希望达到的理想体重，患者感觉最舒适，无其他不适感。干体重是确定超滤量、选择透析器和确定透析时间的依据。当患者达到干体重时，会感觉舒适，血压平稳，身体外周无水肿、无心悸，胸腹腔无积水，心脏无扩大；当透析后体重低于干体重时，患者会感到全身乏力、口渴、头晕、肌肉抽搐、低血压、恶心、皮肤干燥、脉搏细弱；若透析后体重高于干体重，可出现高血压、胸腹水、心衰，导致心悸、气促等。研究表明，容量负荷过多被认为是高血压、心衰、营养不良和促红细胞生成素抵抗等发生的重要机制，同时增加患者心血管事件发生率、死亡率。

干体重的评估方法包括：①看症状及体征：没有眼睑及面部水肿、无呼吸困难、无颈静脉怒张、无肝肿大、双肺无湿啰音和哮鸣音、血液透析后血压基本正常。②辅助检查：胸部 X 线片显示心影不大，肺野清晰，无胸水征。③超声心动图显示心脏大小正常。④生物电阻抗法（利用仪器测定细胞内、细胞外、身体总水分，以此来确定干体重）。干体重并非一成不变，而是随着季节、年龄、饮食、排泄、天气等因素的变化而变化，患者应对自己的体重、干体重有大致的了解。

4.血液透析是怎么回事?

终末期肾脏病患者体内的代谢废物、有害物质和过多水分无法正常排出,血液透析就是采用弥散和对流原理帮助人体将其清除出去,是最常用的肾脏替代治疗方法之一,也可用于治疗药物或毒物中毒等 。简单来讲,血液透析即通过引流患者体内血液至体外,在透析机的帮助下将急/慢性肾功能衰竭者无法正常进行排泄的有害代谢废物及过多水分清除后,将净化过的血液回输到体内,以起到代替肾脏功能的作用。

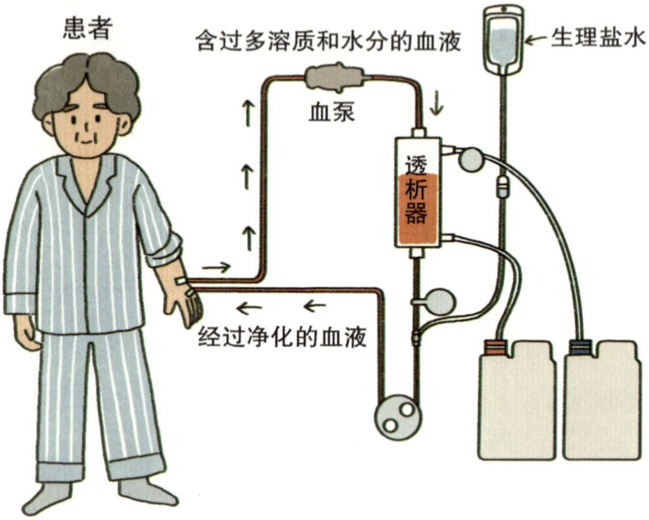

5.血液透析患者应如何控制干体重?

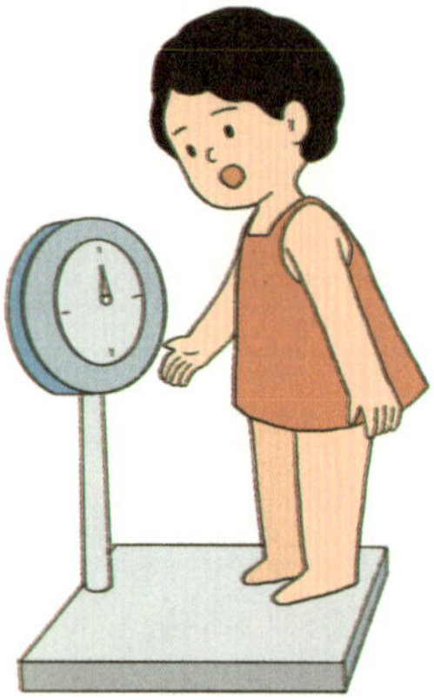

干体重即透析后可耐受的最低体重,就是患者体内既没有过多的水分,同时也不缺水的体重,也称“目标体重”。血液透析患者要牢记自己的干体重,并通过自我的容量管理控制好干体重。那么,患者控制干体重的方法有哪些呢?

(1)每天固定时间(推荐清晨起床后),排空大小便,穿着相同衣服,用同一台体重秤测量体重。

（2）建议透析间期体重增长不超过5%或每日体重增长不超过1千克。

（3）控制水摄入量：建议每天水分摄入量=前一日尿量+500毫升。不要吃盐分过多食物，尽量少吃腌制品、罐头等加工制品。改变饮食习惯，平时吃的稀饭、面条含水分较多，应严格控制。减少摄入含水分多的食物，如茶、啤酒、菜汤、果汁、多汁水果、多汁蔬菜等；适量运动，增加排汗。

（4）如果出现行走或安静时胸闷、憋气，透析结束仍有眼睑及面部水肿，或血液透析后血压过高或过低，胸片有胸腔积液、心包积液，则提示患者未达到干体重，需要及时和医生沟通，以调整干体重。

6.怎样防止血液透析过程中出现低血压？

低血压是血液透析过程中非常容易发生的并发症，血液透析中，低血压的防治应以预防为主。

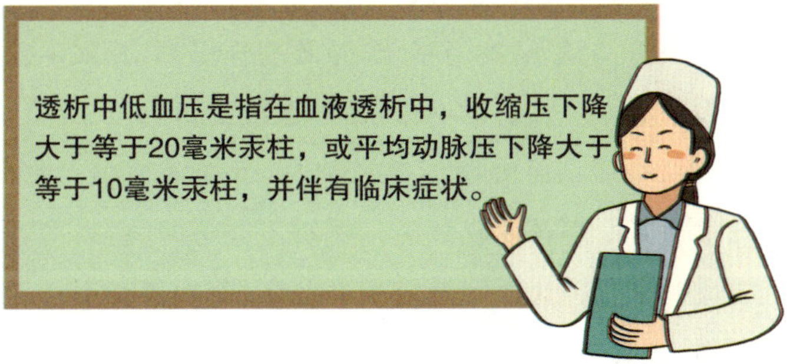

预防血液透析中低血压的方法有以下几种：

（1）控制盐的摄入量，钠盐每日控制在5克以内。

（2）改善营养状态，包括增加热量摄入、纠正贫血和低蛋白血症。

（3）进行血液透析时要禁食。

（4）重新评估并调整干体重，干体重过低可导致透析中低血压。可通过生物电阻抗、超声测量下腔静脉等方法来客观评估容量状态。

（5）透析室温度低于24摄氏度，透析液温度设定在36.5摄氏度以下。

（6）和医生沟通，调整降压药物，或者透析前停用降压药物。

（7）牢记低血压的表现，如头晕、打哈欠、出冷汗等，一旦出现，及早向医生和护士寻求帮助。

7.患者每周需要做几次血液透析?

对于尿毒症患者来说,血液透析的主要目的是减少和避免其他多种并发症的发生,帮助患者改善身体状态并改善预后。因此,为了能够达到更好的透析效果,建议患者每周做3次血液透析,且每次血液透析的时间保持在4个小时左右,这样才能更好地帮助患者将体内血容量和毒素的波动稳定在可控范围内,降低患者出现不良反应的概率。当然,患者具体每周需要做多少次血液透析,还需要在医生的指导下进行。

8.血液透析不充分会发生什么?

透析不充分相当于尿毒症没有得到很好的治疗,尿毒症毒素和水分没有很好地被清除,造成体内毒素及水钠潴留。透析不充分可能引起全身各系统器官的病变及病情发展加重,如影响神经系统,导致精神不振、睡眠不佳、健忘;消化系统受影响可引起恶心、呕吐、食欲不振;循环系统受影响可见血压升高、水肿、心悸,甚至心力衰竭;特别是血液循环受影响时,可表现为患者贫血难以纠正,低血红蛋白又加重患者全身各器官缺氧。透析不充分时,还可闻到患者口中有氨味,患者皮肤瘙痒,并且因为血中总氮质潴留多,每次透析引起的失衡综合征的比例也明显增加,还会影响维持性血液透析患者的长期存活率,导致死亡率增高。

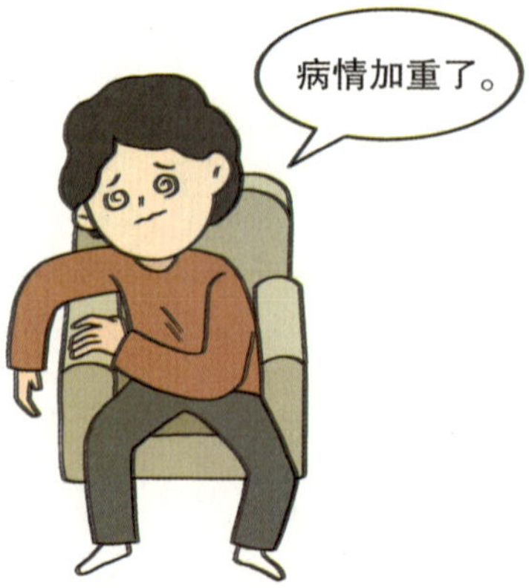

9.血液透析的患者还能活多久?

如果患者身体条件比较好,年龄不大,透析治疗过程中能够很好地遵从医生和护士嘱托,则很容易达到干体重,并将血压、血糖、血脂以及其他生化指标控制在比较理想的范围,患者可以存活 10～20 年。全世界包括我国进行血液透析的患者,最长存活时间是 50 年。但是,如果患者年龄大,身体基础状况差,合并症状比较多,或者透析依从性差,透析不充分,则很容易出现相关并发症,存活时间就很短,可能只有几年的时间,或者几个月,甚至几个星期。

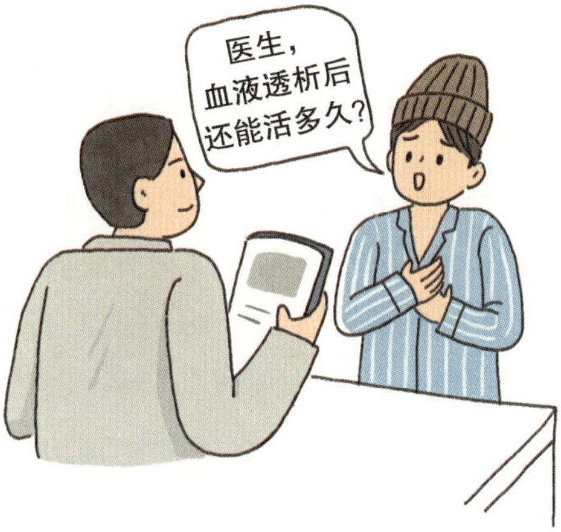

10.为什么尿毒症患者血液透析时间越来越长?

尿毒症患者开始透析时,建议首次透析时间不超过 2～3 小时,以后逐渐延长透析时间,直至达到设定的透析时间,即每周 3 次,每次 4.0～4.5 小时。如果第一次透析时间太长,会导致短时间内血液内溶质(也就是我们常说的尿毒症毒素)快速大量清除。如首次透析时血清尿素氮下降超过 30%～40%,尿素氮和血肌酐在血液中迅速下降,引起细胞内、外液渗透压失衡,导致颅内压增高和脑水肿,表现为恶心、呕吐、烦躁、头痛,严重时会出现惊厥、意识障碍、昏迷,甚至危及生命,这也是通常所说的透析失衡综合征。因此,对于第一次透析的患者,应该采用低效透析,也就是减慢血液流速、缩短透析时间、采用面积较小的透析器来透析,从而预防透析失衡综合征的发生。

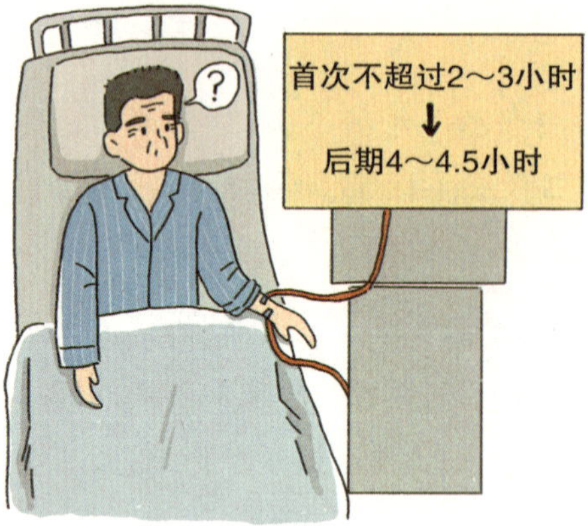

11.为什么血液透析患者需要提前做动静脉内瘘?

血液透析过程中，血液需快速流动，以达到清除血中毒素的目的，比较表浅的血管不能满足血液透析需要，因此进入血液透析阶段的患者首先要准备好血管通路。现阶段下，临床首选的血管通路主要为动静脉内瘘，因为其具有感染机会少、血流量充分、使用时间长、安全性高、易于穿刺等优势。动静脉内瘘的成熟需要一定的时间，一般在 2 个月左右。故血液透析患者需要提前做动静脉内瘘。

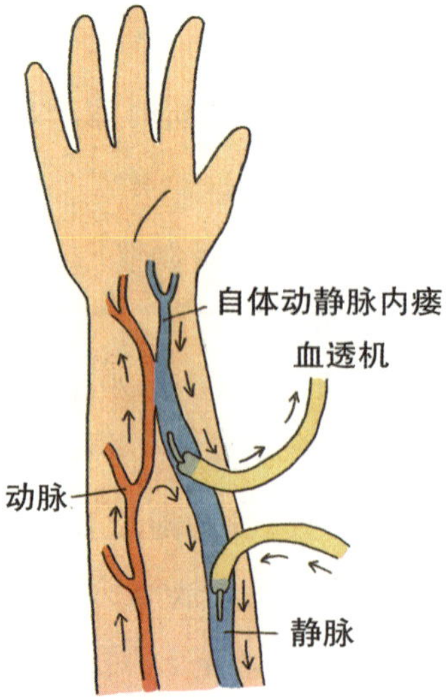

12.刚开始血液透析需要注意什么?

刚开始透析的患者,生活状态发生明显变化,需要选择良好的生活方式,纠正不良生活习惯,包括戒烟、戒酒、规律生活等。因为透析患者普遍尿量减少,需要格外注意饮食控制,包括控制水和钠盐摄入,患者需记录每日尿量及每日体重情况,保证大便通畅。两次透析之间,体重增长不宜超过自身体重的5%或每日体重增长不超过1千克,否则有诱发心力衰竭的风险。透析患者肾脏的毒素清除能力减弱,钾、磷等代谢物质无法正常排出,需要控制饮食中磷、钾摄入,以避免血管钙化、高钾血症等发生。保证每日蛋白质摄入量达到1.0～1.2克/千克(体重),并保证足够的糖类摄入,以避免出现营养不良。每日测量血压并记录。每日观察动静脉内瘘的情况,如触摸内瘘处有无震颤,用听诊器听诊内瘘处有无杂音;使用中心静脉置管的患者每日应注意置管部位是否有出血、分泌物,管体有无脱出和局部出现不适表现等,一旦发现异常,应及时前往医院就诊。

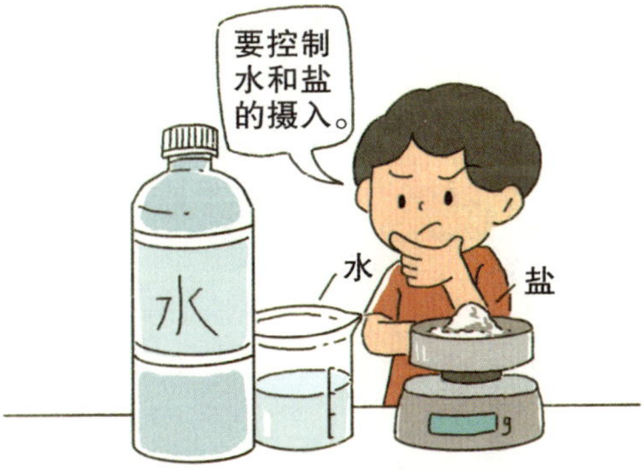

13.血液透析患者还能出去旅游吗?

血液透析患者是可以出去旅游的,但需要提前做好准备。首先,患者必须经医生评估,在病情稳定的情况下才能外出旅游,还需与出游目的地的血液净化中心提前联系,确定可透析的日期、班次。旅行过程中注意量力而行;饮食控制应更加严格,尤其对于一些成分不明的食物,尽量避免大量进食,以防发生高钾血症等急症,水的控制要比在家更为严格,避免体重大幅增长;做好行程安排，按时休息，避免长期在外逗留导致并发症加重；如果有条件，最好事先联系好一家医院，以备病情突然变化或者行程安排改变时进行透析治疗等。

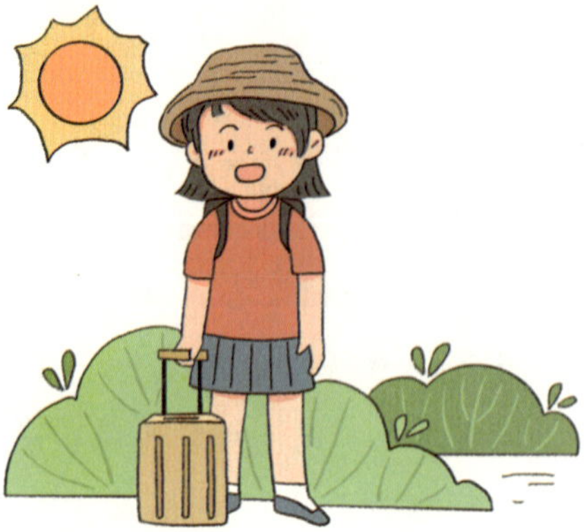

14.血液透析患者还能继续工作吗?

血液透析患者，在充分透析、透析质量达到一定程度、自身感觉良好之后，可以正常工作。但工作需要量力而行，一般来说，简单的家务、轻体力活动和工作是可以的。

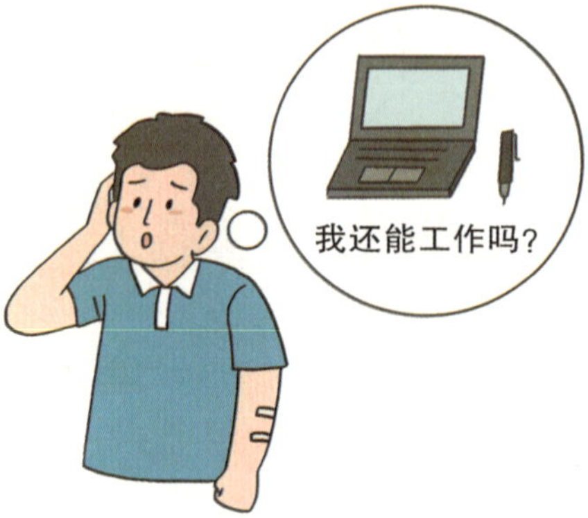

15.什么时候开始做血液透析?

若患者肾功能衰竭且出现下列情况，则应开始做血液透析：

(1)不能缓解的乏力、恶心、呕吐、瘙痒等尿毒症症状或营养不良。

(2)难以纠正的高钾血症。

(3)难以控制的进展性代谢性酸中毒。

(4)难以控制的水钠潴留和高血压,合并充血性心力衰竭或急性肺水肿。

(5)尿毒症性心包炎。

(6)尿毒症性脑病和进展性神经病变。

(7)医师认为存在其他需要血液透析的病因。

什么时候开始做血液透析

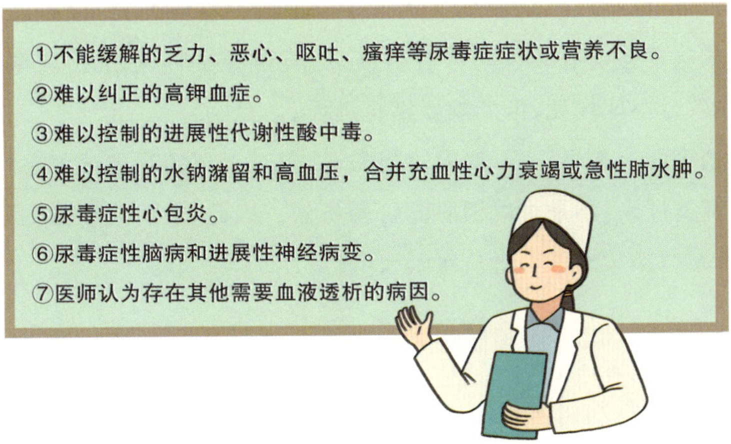

16.做了血液透析就要终身治疗吗?

对于这个问题,答案不能一概而论。对于一些慢性肾衰竭患者,血液透析可能成为他们的终身治疗选择。这些患者的肾功能已经丧失到无法再恢复的程度,没有其他有效的治疗方法可以替代血液透析。对于他们来说,血液透析是必需的,需要一直进行。当然还可以选择肾移植,移植成功后可脱离血液透析,不过仍然需要服用一些药物。对于一些病情较轻的患者,如果得到了有效的治疗,患者的肾功能可能在一段时间后得到改善,一般不需要终身进行血液透析治疗,但是要定期去医院进行复查。

17.哪些情况不用终身透析呢?

(1)输尿管、膀胱结石或阻塞而引发急性肾衰竭的患者:因为这种情况导致梗阻性肾病及肾衰的患者利用药物治疗或体外震波碎石术将结石排出体外后,自身的肾功能便可以恢复正常。

（2）休克、败血症、心力衰竭等造成急性肾血流不足，或是病菌感染引起急性肾衰竭的患者：急性期需进行几次透析，大部分肾功能可恢复。

（3）未到末期，但需要透析的慢性肾脏病患者，尤其是第一期或第二期的患者：此类患者可能因为一些因素（如乱吃偏方药，或因感染导致腹泻、呕吐，以致脱水）造成肾功能突然迅速恶化而需要紧急透析。这类患者一旦治愈，肾脏血流量恢复正常，也就可以摆脱终身透析了。但需要注意的是，某些患者因自身免疫疾病或病毒感染造成急性肾衰竭，应用药物治疗后，仍无法缓解肾功能恶化，从而导致肾小球坏死，可能需要终身透析。

医生如果要求透析，也不要太过担心，如果是上述情况造成的急性肾衰竭，只要能够调整过来，还是可以摆脱终身透析的。因此，患者应该做的是，保持好心情，放松心态，配合医生，听从医嘱，积极治疗。

18.血液透析和腹膜透析哪个更好？

血液透析就是利用透析机把人体的血液引流出来一部分，通过机器过滤，把多余的水分过滤出来，同时把体内积聚过多的毒素也过滤出来，再把有用的成分如蛋白质、血细胞等回输到人体内，从而达到部分替代肾脏功能和维持人体内环境稳定的目的。

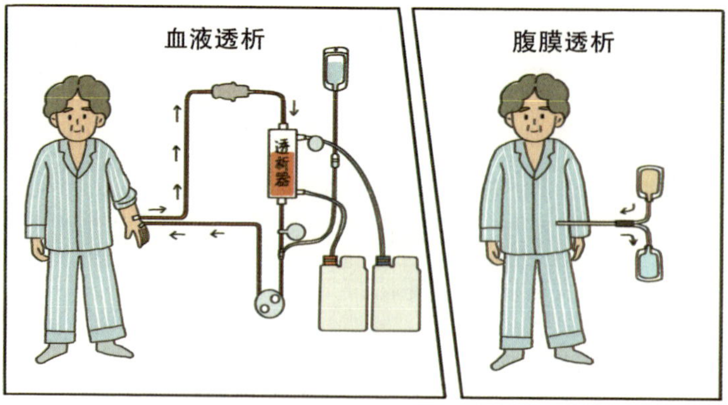

腹膜透析是通过手术在腹腔植入一个长期透析管，按时排入和放出腹膜透析液，利用人体天然的半透膜进行毒素和电解质的交换，从而达到维持内环境

稳定的目的。

血液透析和腹膜透析各有优缺点，总体来说透析效果是相似的，分别适用于不同的人群。透析方式不是一成不变的，选择血液透析者必要时可以更改为腹膜透析，选择腹膜透析者也可以根据情况更改为血液透析，也可以联合使用血液透析、腹膜透析。

19.血液透析治疗患者需要做什么准备？

一般，若慢性肾脏病进展到 3 期或 4 期，残余肾功能会进一步下降，尿毒症毒素水平增高，不适症状、体征和并发症相对明显，容易出现水肿、电解质/酸碱平衡紊乱等情况，除了继续进行肾内科治疗外，应开始肾脏替代治疗前的准备工作。

(1)建立血管通路。血管通路分为临时性血管通路和长期性血管通路。临时性血管通路导管多放置在颈内静脉和股静脉，根据不同的病情选择不同的位置；透析结束后要用肝素封闭导管，防止导管内血栓形成。长期性血管通路有动静脉内瘘、人造血管、长期保留的静脉导管，但内瘘仍是最能长期稳定使用的血管通路。标准内瘘是将前腕末端的桡动脉和桡侧头静脉吻合接通。慢性肾功能衰竭的患者应在透析前一到两个月提前将内瘘做好，术后拆线后进行动静脉内瘘的训练。

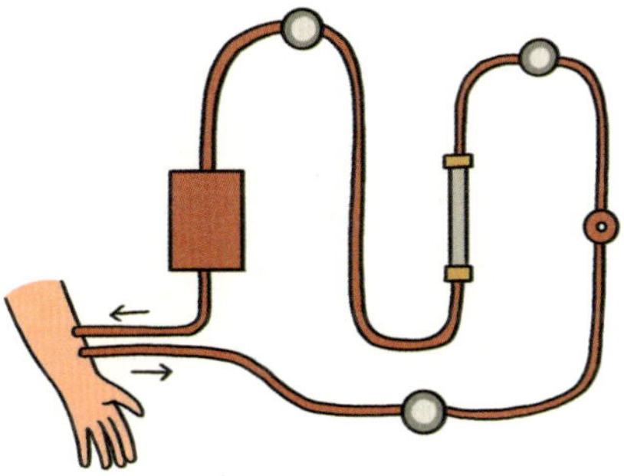

动静脉内瘘

(2)心理准备：慢性肾衰竭的病程长，不同患者会有不同程度的心理障碍(如焦虑、紧张、抑郁等)，得知可能进行血液透析后，还会加重其心理障碍，甚至出现悲观绝望、对生活失去信心等情绪；这时应该设法调整，摆正心态，必要时寻求心理医生帮助。最重要的是，患者应该充分了解血液透析方式和意义，积极主动地参与到透析前的准备工作中，树立继续治疗的信心。

(3)获得家庭的支持：慢性肾衰竭患者应多与家庭成员沟通，增强自信心，营造家庭成员间的和谐气氛。良好的家庭氛围对提高维持性血液透析患者生活质量意义重大，有助于患者回归社会。

(4)工作和生活规律调整：除了继续按照慢性肾衰竭的饮食原则调控饮食、保证大便通畅外，尤其应注意限制钾含量高的食物和钠盐摄入，每日测量体重，警惕水肿等情况，养成家中监测、记录血压、尿量变化等习惯，了解肾脏替代治疗的有关知识，学会自我管理。患者可根据自己的个性爱好、体质特征、病情特点，制订适宜的运动安排表，以有氧运动为主，如散步、慢跑、打太极拳等，适度运动，以不感到疲劳为宜。

(5)最好避免"中场休息"：最好避免透析过程中如厕。"中场休息"不仅增加了护士的工作量，也给自己增加了感染的风险。内瘘穿刺者带针如厕，发生针刺破血管的风险极大。因此，患者透析前应做好相应准备，避免此类情况发生。

(6)早餐吃"好"：透析日的早餐一定要荤素搭配，保证热量、蛋白质、维生素、脂肪和微量元素的摄入。因为在透析过程中，不仅可清除体内的毒素，血液中的葡萄糖、一部分水溶性维生素也会丢失，还有蛋白质的分解产物——氨基酸，也会丢失。为了防止透析过程中的蛋白质高分解状态造成自身肌肉流失，早餐最好保证蛋白质的摄入。

20.血液透析对人体有危害吗?

血液透析是一种有效的治疗方式，可用于帮助肾功能衰竭患者清除体内多余的废物和液体。不过，血液透析过程中可能会出现一些并发症。

★ 建立血管通路

在血液透析过程中，需要建立一个血管通路，以便将血液从体内引导到透析器中。这个过程可能会对血管造成一定的损伤，也可能会引起感染。因此，建立血管通路时需要注意无菌操作并保持穿刺部位的清洁和干燥。

★ 透析中的并发症

血液透析过程中可能会出现一些并发症，包括低血压、高血压、心律不齐、心率变化、出血和感染等。为了减少这些不良反应的发生，患者需要与医生密切配合，调整透析方案和药物使用。

血液透析是慢性肾衰竭患者非常重要的一种治疗方式，治疗过程中会出现一些疾病相关的并发症及轻微不适，但血液透析对人体无害。

21.为什么患者做完血液透析后会感到疲惫?

在血液透析后，许多因素可能导致患者感到疲惫。贫血或血红蛋白下降、透析不充分、营养不良、肌肉萎缩、透析液成分失衡、电解质紊乱、原有慢性疾病恶化、伴有心脏病或心包疾病、肝脏疾病或肝功能下降以及心理压力和焦虑等多种原因均可引起透析后疲惫。但是，上述原因多数可以在得到有效治疗后纠正。因此，患者和医生应共同努力，通过全面评估和治疗，有效改善患者的疲乏症状，提高生活质量。

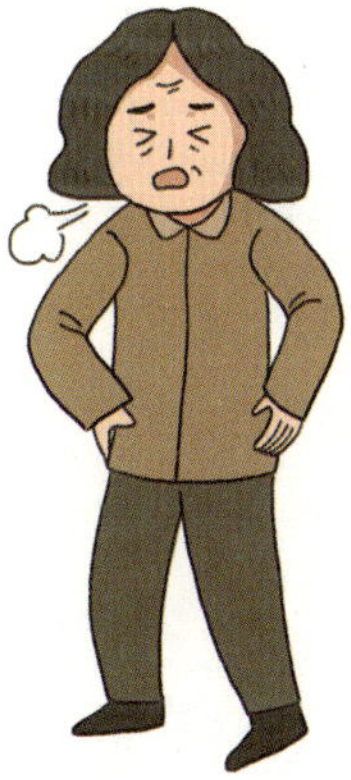

22.怎样预防血液透析期间腿部抽筋?

抽筋学名“肌痉挛”，在血液透析过程中，有时可能发生。为了减少抽筋的发生，患者可以从以下几个方面进行预防：

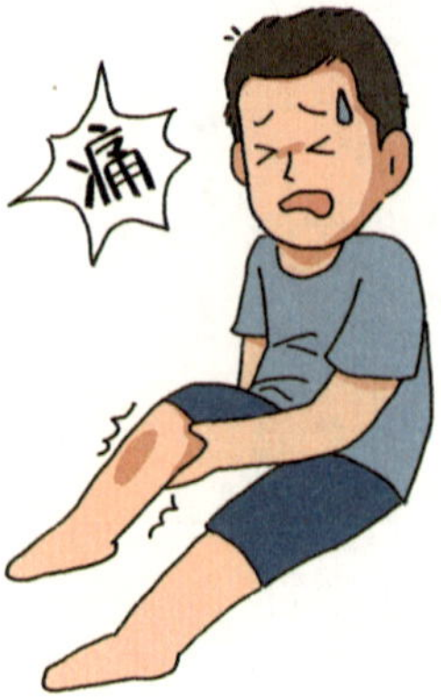

★ 控制体重增长

若两次透析之间体重增长过多，就需要在透析的几个小时内进行快速超滤脱水，快速脱水时就容易抽筋。所以需要在透析日及非透析日都按照要求控制饮食，避免体重增长过多。

患者应根据医生建议，合理计算每日饮水量（包括吃饭时的汤水），并注意避免过度饮水。

★ 调整饮食

良好的饮食对于血液透析患者的健康至关重要。患者应适当选择富含钙质的食物，同时避免摄入过多的高磷食物。此外，适当摄取富含维生素 D 的食物有助于钙的吸收和利用，预防抽筋。

★ 适当运动

适当的运动能够促进血液循环，降低抽筋风险。血液透析患者应根据自身身体状况，选择适当的运动方式，如散步、游泳等。同时，注意控制运动强度，避免剧烈运动导致肌肉疲劳和抽筋。

★ 正确姿势

长时间站立或过度弯曲都容易导致腿部肌肉疲劳和抽筋。血液透析患者应尽量避免长时间站立，坐着时应注意双脚平放于地面。此外，睡觉时可以适当抬高下肢，有助于改善血液循环，降低抽筋风险。

★ 避免疲劳

疲劳也是抽筋的常见诱因之一。血液透析患者应合理安排作息时间，保证充足的休息。在透析过程中，可以轮流休息和伸展腿部，以避免疲劳。平时可以适当进行按摩，促进血液循环。

★ 定期检查

定期检查能帮助医生及时了解患者的身体状况，指导患者合理饮食和用药。患者应按照医生建议，定期测量血压，化验血常规、电解质等指标，检查肝肾功能，以及时发现并处理可能出现的问题。此外，定期检查还能帮助医生评估患者的营养状况，指导患者调整饮食。

总之，为了预防血液透析期间抽筋，患者需要在控制体重增长、计算饮水、饮食调整、适当运动、正确姿势、避免疲劳和定期检查等多个方面进行综合管理和积极预防。在专业医生的指导下，积极配合治疗和护理，以达到保持良好的治疗效果和提高生活质量的目的。

23.为什么肾脏病患者容易出现贫血？

贫血即血常规中的血红蛋白水平低于正常范围。男性血红蛋白低于130 克/升、女性血红蛋白低于 120 克/升，称为贫血。

慢性肾脏病早期就可能出现贫血，大多程度较轻，但是几乎所有的终末期患者都有贫血的症状，且随着肾病的加重，贫血的程度也越来越严重。贫血表现主要有易感染、体力下降、疲倦乏力、畏寒、记忆力减退、食欲不佳、睡眠差等。而且，长期贫血还会导致患者发生左心室肥大等心血管并发症，出现脑功能和认知能力异常，增加慢性肾脏病患者的住院率和死亡率。

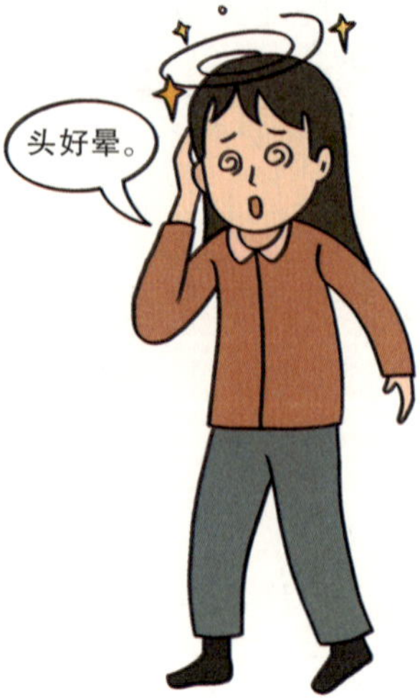

肾脏病患者出现贫血的主要原因：

(1)促红细胞生成素减少。当肾功能不全或衰竭时，肾脏大部分细胞受损，可以促进红细胞生成的促红细胞生成素的分泌也就随之减少，最终导致红细胞生成减少、成熟不完全，发生贫血。

(2)红细胞寿命缩短。一般，红细胞的正常寿命为120天左右，而在慢性肾脏病患者中，红细胞寿命会明显缩短，大约只有原来的一半。

(3)炎症反应。几乎所有的慢性肾脏病患者体内都存在微炎症。炎症不仅会影响促红细胞生成素的生成，也会影响其活性，使促红细胞生成素的数量及敏感性降低，最终导致红细胞生成减少，发生贫血。炎症也会影响铁代谢，铁代谢紊乱会影响贫血。

(4)缺乏造血原料。红细胞合成需要铁剂、叶酸及B族维生素。多数肾脏病患者饮食差，摄入营养不足，导致造血原料缺乏，进而导致贫血。

(5)继发性甲状旁腺功能亢进。很多肾脏病患者会合并继发性甲状旁腺功能亢进，甲状旁腺激素对贫血的影响主要包括：①作为尿毒症毒素直接抑制骨髓造血，并使红细胞寿命缩短；②导致骨髓纤维化，抑制造血；③降低对促红细胞生成素的反应性。

上述多种原因都可引起贫血，但贫血是可以治疗的，目前临床上常用的红细胞生成刺激剂、铁剂、低氧诱导因子脯氨酰羟化酶抑制剂可以纠正贫血。

24.血液透析患者应怎样控制高血压?

相当一部分血液透析的患者会出现高血压,而长期高血压会导致左心室肥厚、冠心病、心力衰竭、脑血管意外等。因此,高血压需要长期稳定控制。

那么,高血压由何而来?

★ 体内水钠潴留,血容量过高

由于少尿和无尿,大多数 MHD(维持性血液透析)患者存在体内水钠潴留的情况,造成心输出量增加(心脏往外射血量增多),外周血管阻力升高,导致容量依赖性高血压。透析间期体重增加过多、透析不充分(如透析次数少、脱水不充分)、钠盐摄入过多都是水钠潴留的常见原因。如果服用三种以上的降压药仍然难以控制血压,应首先考虑容量问题。

★ RAS(肾素-血管紧张素系统)活性增高

RAS 是人体内影响血压的一个非常重要的系统,该系统活跃会引起血管收缩,导致外周血管阻力增高,发生高血压,称为肾素依赖性高血压。

★ 细胞内游离钙增加

细胞内游离钙增加也会导致血管收缩,血压升高(血管变窄了,血流对血管的压力就大了)。

★ 交感神经系统敏感性增高

这会使 MHD 患者的自主神经系统功能发生紊乱,血管对容量负荷的反射敏感性也因此有所增高,造成高血压发生或进一步加重。

★ 降压药物使用不合理

部分降压药物在透析过程中被清除,导致透析后高血压。

★ 透析液中钠离子浓度不合理

透析液中钠离子浓度高于患者血清钠水平，引起透析后口渴，饮水过多。

如果透析充分且已经达到干体重，但仍不能有效控制血压，就应考虑其他因素，如继发性甲状旁腺功能亢进等。

如何纠正高血压？

(1)透析期间体重增长率小于5%干体重，每日钠盐摄入量小于5克。

肾病患者肾脏功能降低，不能有效排出液体，导致体内水钠潴留过多，进而诱发高血压。因此，两次血液透析之间体重增加不要超过5%(体重增加应控制在3千克以内)。透析患者每日钠盐摄入量为2～3克，严重高血压水肿透析患者每日钠盐摄入限制在2克以内。

(2)健康的生活方式很重要：适当运动，戒烟戒酒，避免肥胖。

尼古丁能使心跳加快、血压升高。机体摄入酒精后，可在肝脏内合成乙醛，乙醛是一种活性物质，可使毛细血管扩张，皮下毛细血管扩张后，血压就会降低。这个时间很短暂，在刚开始饮酒的3～5小时内，血压一般有不同程度的降低，但这种现象不会持续太久，4～5小时后这种作用减弱，而酒精会引起交感神经兴奋，血管重新开始收缩，血管阻力逐渐增加，血压出现反弹性增高，更容易诱发高血压急症。

散步可以燃烧脂肪，降低体重，加上饮食调节可以使内脏脂肪减少，有利于减肥。饭后45分钟散步，即使是短距离散步也会有成效。

(3)充分透析，个性化透析模式及透析液钠浓度。

提高依从性，加强自我监护，不擅自减少治疗次数，确保透析充分性。充分透析可保证体内既没有多余的水分，也不缺少水分；医生会根据不同的情况，调整不同的透析模式、透析液中钠的浓度，使患者处于稳定状态，进而达到控制血压的目的。

(4)严格监测血压，遵医嘱服用降压药物。

在医生指导下正确合理用药，对控制血压有重要意义。血液透析患者大多数为门诊患者，透析后可自行回家，服药全靠自觉。对一些降压药的服药时间、服药方法，应严格遵照医嘱，不能擅自停药或更改服药时间、服药种类，以确保药效，控制血压。

(5)保证充足睡眠，保持良好心情。

睡眠质量差会增加高血压的患病率，当人处于高血压状态时，睡眠质量会进一步降低，这会使高血压患者陷入两难境地。

睡前到户外散一会儿步，放松一下精神，上床前或洗个澡，或用热水泡脚，然后睡觉，对顺利入眠有百利而无一害。聆听平淡而有节律的音响，如火车运行声、蟋蟀叫声、滴水声以及春雨声，或听催眠音乐，有助于睡眠，还可以此建立诱导睡眠的条件反射。

总之，维持性血液透析患者高血压的原因众多，需医生、患者共同努力，积极寻找病因，有针对性地进行综合治疗。

25.血液透析患者的血压标准和正常人一样吗?

答案是“不一样”。

高血压定义为：在未使用降压药物的情况下，非同日3次测量诊室血压，收缩压(SBP)≥140毫米汞柱和(或)舒张压(DBP)≥90毫米汞柱。SBP≥140毫米汞柱和DBP<90毫米汞柱为单纯收缩期高血压。患者既往有高血压史，目前正在使用降压药物，血压虽然低于140/90毫米汞柱，仍应诊断为高血压。根据血压升高水平，又进一步将高血压分为1级、2级和3级。我国最新版的高血压防治指南在危险分层中将130～139/85～89毫米汞柱范围列为正常高值血压，相对之前的版本稍有改动。因此，对于正常人来说，理想血压应控制在低于120/80毫米汞柱，而血压低于90/60毫米汞柱则为低血压。

对于血液透析患者来说，透析前血压应小于140/90毫米汞柱，60岁以上老年人透析前血压应小于160/90毫米汞柱。高血压对于透析患者来说具有较大的危害，它是临床上最常见的心血管疾病危险因素，而心血管事件(包括心力衰竭、心源性猝死、恶性心律失常、心肌梗死等)是MHD患者的主要并发症及致死原因。研究显示，MHD人群在透析治疗过程中，因血压波动较大、血压控制及评估比较复杂等，其发生心血管事件导致死亡的风险是普通患者的8倍，严重影响患者的生存率。但收缩压不要低于 110 毫米汞柱，因为血压过低会引起透析中低血压反应及内瘘闭塞。

虽然世界卫生组织对高血压的诊断标准有明确规定，但是低血压诊断目前尚无统一标准，大家比较公认的标准是：血液透析中舒张压下降超过 20 毫米汞柱，或收缩压小于 90 毫米汞柱，或平均动脉压降低 10 毫米汞柱以上，并有低血压症状。低血压发生时可出现头晕、眩晕、烦躁、焦虑、面色苍白、打哈欠、恶心、呕吐、胸闷、心率增快、腹部不适、冷汗，严重者可有呼吸困难、黑矇、肌肉痉挛，甚至一过性意识丧失。

因此，对透析患者来说，保持血压稳定，血压既不过高也不过低是最好的。

26.为什么有的血液透析患者会变矮?

水肿、蛋白尿、血尿都是肾病患者耳熟能详的症状。除此之外，有不少肾病患者，尤其是已经透析之后的肾病患者去体检时发现自己的身高下降了，今天就来给大家讲一讲这件“怪事”。

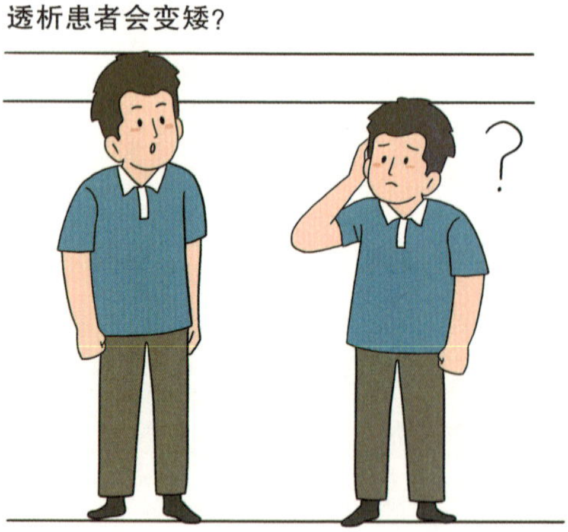

身高变矮和骨质疏松有很大的关系，当骨骼骨质出现疏松后，骨结构就会变得松散而极易发生变形，使椎体压缩变形。压缩后，每一个椎体的高度都会减少 1～3 毫米，这就是肾病患者身高“缩水”的原因。但骨质疏松和透析又有什么关系呢？

透析肾病患者很容易“钙低磷高”，机体为了调节钙磷平衡，会促使甲状旁腺功能亢进，分泌出大量的甲状旁腺激素。多出来的甲状旁腺激素就会把骨骼中的钙析出，析出的钙离子就会进入血液。随着析出的钙离子的增多，骨骼的密度和强度都会受到影响，这时肾病患者就会出现骨痛、骨骼变形、身高变矮等问题。这种情况在医学上统称为CKD-MBD，也就是慢性肾脏病骨矿物质和骨代谢紊乱。

有些患者可能会想，不就是身高变矮吗？也没多大影响嘛！

如果甲状旁腺激素水平升高时没有及时采取相应措施，不仅会使肾病患者身高变矮，随着病情发展，最后可能会导致骨骼畸形，患者无法行走而只能卧床。身高严重“退缩”者甚至会引起脊髓压缩，压缩到一定程度，心脏、肺等脏器挤压在一起，会影响心肺功能，甚至会出现呼吸衰竭，危及生命。而且，这种变化与透析方式关系并不大，相反，透析不充分者，骨骼畸形的症状反而会更严重。因此，定期监测甲状旁腺激素水平必不可少！

如何防范这种情况的发生？

(1)定期化验检查，做到早发现。

CKD-MBD是一种很隐匿的疾病，早期没有任何症状。但不能掉以轻心，应定期进行必需的化验检查。如果患者血钙水平下降、血磷水平升高，并且甲状旁腺激素水平升高，则可以初步诊断为早期肾性骨病、继发性甲状旁腺功能亢进。如果出现骨痛、皮肤瘙痒、肌肉没有力量、消瘦等症状，则提示甲状旁腺功能亢进发展到了晚期，病情已经十分严重。

(2)饮食方面，采取控磷措施，预防高磷血症。

控制高磷食物的摄入，每日磷摄入量应低于800毫克。注意烹饪方法，以蒸煮为主，吃肉不喝汤。尤其应避免食用含无机磷的食物(如培根、火腿、芝麻酱、汉堡、可乐等)，其在人体中的吸收率接近100%。

(3)充分透析，控制好病情发展。

有一些慢性肾脏病3、4期的患者，在做透析之前就会出现肾性骨病。但是，大多数患者是在规律透析3～5年以后才出现肾性骨病。如果患者的透析治疗比较充分，病情控制得比较好，可能在10年左右才会出现肾性骨病。专业的透析治疗会避免各种并发症的过早到来。

27.为什么血液透析患者容易发生骨折?

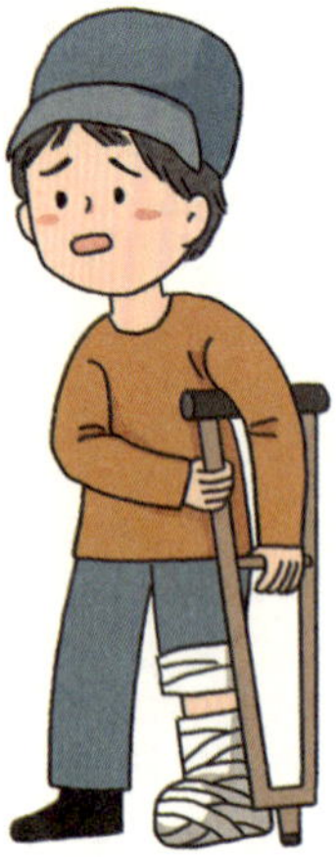

血液透析患者容易发生骨折,主要与各种因素造成骨质病理性改变、易于跌倒有关。

血液透析患者继发性甲状旁腺功能亢进症引起的高甲状旁腺激素水平以及血钙磷异常造成的骨质病理改变,会导致骨营养不良、骨质疏松,易发生骨折。老年透析患者、合并糖尿病或服用抗抑郁药物的透析患者更容易跌倒,是因为他们有更多的并发症,如心血管疾病、睡眠障碍、抑郁、周围血管病变、不宁腿综合征、外周神经或自主神经病变等。

28.血液透析患者应如何保护好内瘘?

经常会有透析患者存在疑问:

我的内瘘为什么会狭窄?

我为什么会有血栓?

为什么我的内瘘突然不能用了?

……

对于维持性血透患者来说,他们需要一周进行 2～3 次的血液透析来维持生命。其中,血管通路是血液透析的基本条件,一条稳定可靠的血管通路是顺利进行血液透析的基本保证,因此,血管通路就是血液透析患者的“生命线”。

如何保护好它呢?

(1)透析前先用肥皂和清水洗净内瘘侧手臂,保持内瘘侧肢体皮肤清洁。

(2)避免内瘘部位暴露在外,减少意外摩擦及碰撞引起的受伤或皮肤损伤,有破损处应即刻进行消毒处理。

(3)血液透析治疗后 24 小时内切勿污染或浸湿内瘘皮肤穿刺点,如内瘘皮肤穿刺点被浸湿,应立即用 75%酒精或复合碘消毒两次,再用无菌纱布包扎或用创可贴覆盖，以免增加感染机会。

(4)一般情况下，内瘘血管不可以进行输液、注射、采血等操作，以免因穿刺损伤、药液刺激等导致静脉炎、血栓形成等并发症。如遇抢救生命等危急情况，需具体情况具体分析。

(5)避免内瘘侧肢体血管受压，包括避免穿紧袖衣服，睡觉时不向内瘘侧侧卧，不拿内瘘侧肢体当“枕头”而造成长期受压，不用内瘘侧肢体测血压、提重物等。

(6)若合并其他疾病如高血压、低血压、高血脂、糖尿病、心脏器质性疾病等，应当积极治疗，避免上述原发病对血管造成进一步损伤。

(7)合理的止血包扎是延长动静脉内瘘寿命的关键之一。每次透析治疗结束，应特别注意内瘘部位的血管震颤情况和止血时间，若震颤消失，应立即稍微松解止血带，直到触及震颤，以预防压迫过紧，导致动静脉内瘘闭塞，如半小时后松开止血带，穿刺处仍有出血，应告知医生，医护人员会查找原因并及时给予解决。

(8)掌握内瘘出血的紧急处理方法，包括：

1)局部压迫止血。注意局部压迫应包括皮肤穿刺点及血管的穿刺点，压迫力度以血液能通过，能摸到血管震颤，又不出血为标准，一般压迫10分钟左右即可。

2)压迫的同时还可以抬高肢体。

3)如果仍然不能止血，在加压压迫的同时，应立即到医院重新包扎，注意不能长时间压迫瘘口，以免内瘘血栓形成。

(9)多观察动静脉内瘘的情况，如遇到内瘘血管震颤消失、瘘口突然疼痛、内瘘部位皮肤红肿热痛、穿刺点渗血不止、心跳不规则等异常情况，必须及时到医院就诊，因为即使数小时的延误都可能造成动静脉内瘘不可修复的损伤。

29.为什么血液透析患者会出现皮肤结节?

皮肤病变是血液透析患者的常见并发症，其中血液透析患者出现皮肤结节多见于以下原因：

★ 尿毒性瘙痒症

瘙痒症患者常因严重瘙痒而烦躁不安，影响睡眠，持续抓挠皮肤导致严重的机械性皮肤损伤，表现为局部苔藓化、结节性瘙痒，皮损有典型的中央栓，分布于四肢伸侧、手掌、足底。多因为透析不充分、皮肤干燥、钙磷代谢异常、继发性甲状旁腺功能亢进症、过敏、末梢神经系统病变等引起。

★ 干燥症和异常角质化

皮肤干燥症是尿毒症患者最常见的皮肤病变，伴有皮肤干燥症的透析患者常有脱屑，引起皮肤鱼鳞样改变，鳞屑的边缘翘起，导致皮肤表面粗糙，常伴有糠疹。出现皮肤干燥症往往提示患者存在异常角质化或角质素异常增多，如毛囊角化病等，由以下原因导致：①汗腺功能缺陷；②维生素 A 增多；③皮肤表皮脂质代谢异常，油脂分泌减少；④透析患者缺乏维生素 D，使角质细胞增多、皮肤干燥。

★ 动静脉内瘘相关皮肤病

部分长期血液透析患者的动静脉内瘘瘘管外皮肤因为应用肥皂、消毒剂、酒精等反复清洗，会引起刺激性皮炎。

★ 表皮及皮下钙化

血液透析患者合并继发性甲状旁腺功能亢进症，导致钙沉积于皮肤，表现为斑片状或伴有剧烈瘙痒的白色丘疹，表皮剥脱部位呈线状表现。

★ 癌性皮损

基底细胞癌是肾衰竭患者中最常见的皮肤癌，无痛感，表现为无明显炎症的光滑的半透明皮损或珍珠样小结节，易形成溃疡并产生结痂，周围有扩张的毛细血管和深棕色的色素沉着。

30.血液透析患者如果有高钙血症，会有什么危害吗？

高钙血症同高磷血症一样，会使血液透析患者发生异位钙化，主要导致血管钙化、心脏钙化、软组织钙化，增加死亡风险；同时，血钙升高可引起身体多个系统受伤害，常见的有：

（1）神经系统：记忆力、计算力下降，反应迟钝；情绪抑郁、反应淡漠；头晕、嗜睡、定向力障碍、昏睡、木僵，严重时昏迷。

（2）肌肉系统：近端肢体肌肉无力，下肢为重，行走困难。

（3）消化系统：厌食、恶心、呕吐、便秘，可有消化道溃疡和胰腺炎。

（4）心血管系统：顽固性高血压，心动过缓。

31.血液透析患者如果有高磷血症，会有什么危害？

我国半数以上的透析患者存在高磷血症，而持续高磷血症对人体危害很大，主要表现在以下几个方面：

（1）引起纤维性囊性骨炎、骨质疏松，导致骨痛、骨折、骨骼畸形（狮面样改变）。

（2）异位钙化：在骨骼组织以外发生的钙盐沉积，主要包括心血管系统钙化和软组织钙化。这些地方在正常情况下是不应存在钙沉积的。心血管系统钙化包括血管钙化和心脏钙化，可引起冠心病、心律失常、肢体末端缺血坏死等；软组织钙化可引起皮疹、皮肤瘙痒、皮肤溃疡、关节疼痛、关节活动受限、肌腱韧带自发断裂、带状眼病、红眼、结膜炎等多种情况。

32.为什么肾脏病患者容易发生贫血？

贫血是慢性肾脏病患者最常见的并发症之一，是各种因素造成肾脏促红细胞生成素产生不足或尿毒症血浆中一些毒素物质干扰红细胞的生成和代谢而导致的贫血。病因包括：

（1）内源性促红细胞生成素缺乏：内源性促红细胞生成素大部分由肾脏组织产生，作用于骨髓造血系统，促进红细胞生成，就像促进红细胞生成的“发动机”。当肾脏病患者肾功能减退时，肾脏促红细胞生成素生成减少，导致骨髓中红细胞生成减少，引起肾性贫血。

(2)红细胞寿命缩短：肾脏病患者体内毒素蓄积，毒素会破坏红细胞，加速红细胞凋亡。

(3)铁缺乏及铁代谢紊乱：铁是骨髓制造红细胞的原料，肾脏病患者食欲差，进食少，导致营养不良及铁摄入少，导致造血原料缺乏。另外，慢性肾脏病患者普遍存在炎症及铁负荷超载，刺激血清铁调素表达上调，抑制肠道对铁的吸收，致铁代谢紊乱。

(4)失血：血液透析结束时管路及透析器会有少量血液残留，导致血液丢失；尿毒症患者易出现消化道出血，如黑便、吐血，导致失血性贫血。

(5)微炎症状态：慢性肾脏病患者普遍存在炎症，炎症和感染可以抑制红细胞生成、缩短红细胞寿命等，从而加重贫血。

33.血液透析患者有高血压怎么办?

对于合并高血压的血液透析患者，先要监测透析日、非透析日、透析过程中的血压情况，根据高血压特点判断是哪种类型的高血压。对于干体重不达标的患者，也就是体内有过多水分的患者，先要控制体内的水分使干体重达标。干体重达标后血压仍高的患者，根据病情选择合适的降压药物，这需要专业的肾脏科医生来做调整。血压达标后，还需要继续监测血压，观察血压是否能够长期稳定地处于一个合适的范围，血液透析患者血压控制的靶目标是60岁以下患者透析前血压小于140/90毫米汞柱，60岁以上(含)患者小于160/90毫米汞柱(含药物治疗)。同时要关注降压药物的不良反应。

34.血液透析患者如何防止高钾血症?

由于高钾血症属于急症，严重时危及生命，需要积极预防，所以该如何预防这种情况出现呢?

首先，要注意低钾饮食，减少食物中钾的摄入，香蕉、柚子等水果含钾高，需要减少食用此类水果，尽量避免吃罐装水果，如果一定要吃，需先去掉其中的液体;减少所吃蔬菜中的钾,可以使用没有加盐的温水浸泡蔬菜至少两个小时,然后沥干水分,并在温水中冲洗,也可将绿色蔬菜煮熟以后食用,吃菜不喝汤。

其次,要保证透析的充分性。食物中或多或少都含钾,透析患者难免会通过饮食摄入钾,残余肾功能丧失的患者靠血液透析排钾。因此,要保证每周12小时的透析时间,以顺利排钾。

再次,要注意尽量避免使用使钾浓度升高的药物,如安体舒通或非选择性的β受体阻滞剂、ACEI/ARB类药物(常见的有缬沙坦、氯沙坦、厄贝沙坦等)。

最后,还需定期监测血钾,尽早发现高钾血症,及时进行降钾治疗,防止严重并发症的发生。此外,除了要积极预防高钾血症,也要警惕出现低钾血症,血钾需要在一个合理的范围内才能保证身体不受伤害。

35.血液透析患者应如何防止高磷血症?

对于血液透析患者来说,高磷血症是一种常见的并发症。高磷血症会影响患者的骨骼和软组织健康,可能导致血管钙化、心肌梗死等严重后果。为了预防高磷血症,需要采取一系列措施,包括控制饮食、限制磷摄入、定期检查、调整透析频率、使用降磷药物、合理安排运动和保持水分摄入。

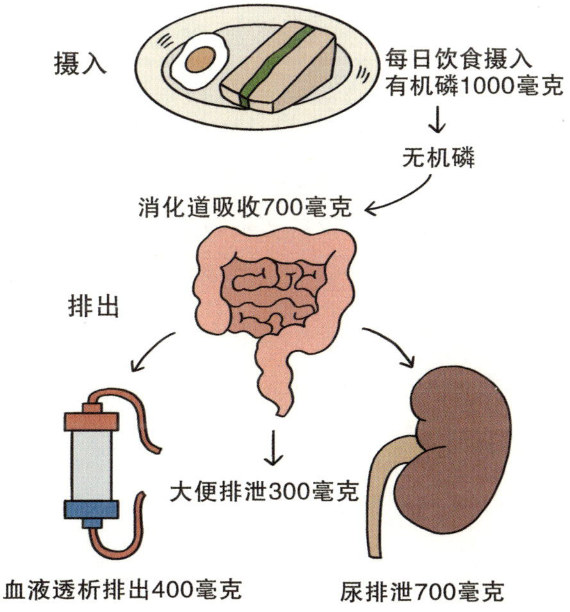

（1）控制饮食：应控制高磷食物的摄入，避免食用高磷含量的加工食品，如薯片、巧克力、午餐肉等。患者应适量食用低磷食物，如新鲜水果、蔬菜、全麦面包、鸡肉、鱼等。此外，饮食中应控制蛋白质的摄入，以避免过量摄入磷。

（2）限制磷摄入：可以通过改变烹饪方式来减少食物中的磷含量，如将肉类去皮、去骨头后烹饪，日常生活中吃肉不喝汤。

（3）定期检查：定期检查血磷水平对于预防高磷血症非常重要。应每3～6个月进行一次血磷水平检查，以及时发现并处理高磷血症。根据血磷水平的变化，医生可以调整治疗方案，以达到更好的治疗效果。

（4）调整透析频率：透析是降磷的重要方式，通过调整透析频率，可以控制血磷水平。一般来说，患者应增加透析频率以清除体内多余的磷，具体的透析方案应根据患者的具体情况由医生制订。

（5）使用降磷药物：在医生的指导下，患者可以使用一些降磷药物来降低血磷水平，常用的降磷药物包括碳酸钙、醋酸钙、碳酸镧、司维拉姆等。患者应按照医生的建议按时按量使用药物，以确保治疗效果。

（6）合理安排运动：适当的运动可以帮助血液透析患者提高身体免疫力，同时有助于控制血磷水平。患者应选择适合自己的运动方式，如散步、慢跑、练瑜伽等。但需要注意的是，运动量应适当，避免过度运动导致身体疲劳或增加心脏负担。

（7）保持水分摄入恒定：血液透析患者需要保持适量的水分摄入，以避免脱水、水肿引起的身体机能紊乱，包括饮水、饮食中的水分。同时，患者也应根据医生建议控制饮食中的盐分摄入，以避免水肿和高血压等问题的发生。

总之，血液透析患者要防止高磷血症，必须采取综合措施，包括控制饮食、限制磷摄入、定期检查、调整透析频率、使用降磷药物、合理安排运动和保持水分摄入恒定。在医生的指导下，积极采取这些措施可以有效降低血磷水平，提高患者的生活质量和预后效果。

36.什么是继发性甲状旁腺功能亢进?

继发性甲状旁腺功能亢进（SHPT）是一种常见的慢性肾衰竭并发症，主要是由于肾功能异常导致肾脏排磷减少，体内磷潴留引起。在血液透析患者中，SHPT 的发病率较高，严重影响患者的生活质量和生存期。

(1)SHPT 患者可能会出现一些症状和体征，包括高磷血症、低钙血症、骨痛和骨折、贫血、心血管疾病，可出现肌肉无力、抽筋、麻木、刺痛、骨痛、骨质疏松、骨折、心脏疾病等。

(2)SHPT 的诊断主要依据实验室检查和影像学检查。以下为诊断标准：

1)血磷水平升高：正常范围为 0.8～1.5 毫摩尔/升，SHPT 患者血磷水平往往高于此范围。

2)血钙水平降低：正常范围为 2.2～2.7 毫摩尔/升，SHPT 患者血钙水平往往低于此范围。

3)iPTH(甲状旁腺激素)水平升高：正常范围为 15～65 皮克/毫升，SHPT 患者 iPTH 水平往往高于此范围。

继发性甲状旁腺功能亢进的危害

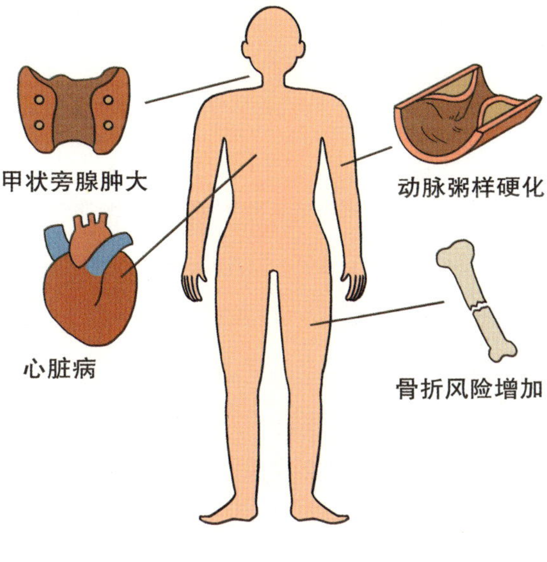

(3)SHPT 的治疗方法包括药物治疗、手术治疗等，以下是主要的治疗方法：

1)药物治疗：使用磷结合剂、活性维生素 D 类似物、钙剂、拟钙剂等药物，以降低血磷水平，缓解症状，改善生活质量。

2)手术治疗:对于药物无法控制的SHPT患者,可考虑甲状旁腺切除术或甲状旁腺微创消融术等手术治疗方法。

(4)预防SHPT的发生,可以采取以下措施:

1)早期发现:对于长期血液透析患者,应定期监测血磷、血钙和iPTH水平,以便早期发现SHPT。

2)积极治疗原发病:积极治疗肾脏疾病和其他可能导致SHPT的原发病,可以预防SHPT的发生。

3)加强饮食管理:控制饮食中磷的摄入,增加钙的摄入,可以预防高磷血症和低钙血症。

此外,在治疗SHPT过程中,药物使用需严格遵照医嘱,避免擅自更改药物剂量或更换药物。

患者要正确适当了解SHPT,以便更好地配合医生治疗。患者应加强自我管理、调整心态、定期复查,与医生共同努力,控制疾病。

37.血液透析患者应该如何运动?

运动能改善患者钙磷代谢、营养状态、生活质量、心理与睡眠状况,防止肌肉萎缩,提高免疫、心肺功能与透析充分性,还有助于控制血压与血糖。因此,建议透析患者进行适当的运动。鼓励患者积极参与规律的运动锻炼,建议每周3~5次,每次运动时间为30~60分钟,以中低强度的运动量为宜,以自感稍累但又不精疲力竭的状态为宜。透析间期时可以在饭后2小时,至少睡前1小时,早晨与傍晚为佳,进行如行走、慢跑、游泳、跳保健操、打太极拳等运动;透析治疗过程中,前2小时也可以运动,可以进行骑脚踏车等运动;透析期及非透析期均可进行非内瘘侧上肢或双上肢举哑铃、弹力带训练、膝盖伸展运动、仰卧抬腿等。

38.腹膜透析有哪些优势?

与血液透析相比,腹膜透析的优势有:

(1)操作时间、地点灵活,不是必须到透析中心或者医院进行,而是在家里或在合适的地点(主要是环境清洁,能最大限度避免感染)进行。

(2)可以更好地保护残余肾功能。

(3)感染血液传染性疾病的机会相对较少。血液透析时需要进行血液循环的操作,在这个过程中可能会出现血液传染性疾病感染,虽然这个风险不是特别高,但还是存在。而腹膜透析是在家中进行操作,没有血液的直接接触,因此感染血液传染性疾病的机会相对较少。

(4)腹膜透析是持续24小时的操作,腹膜透析液通过腹膜与血液交换毒素,不影响血流,对患有冠心病、心脏瓣膜疾病、心功能不全等疾病者,以及高龄者,腹膜透析在避免诱发心血管疾病方面有一定的优势。

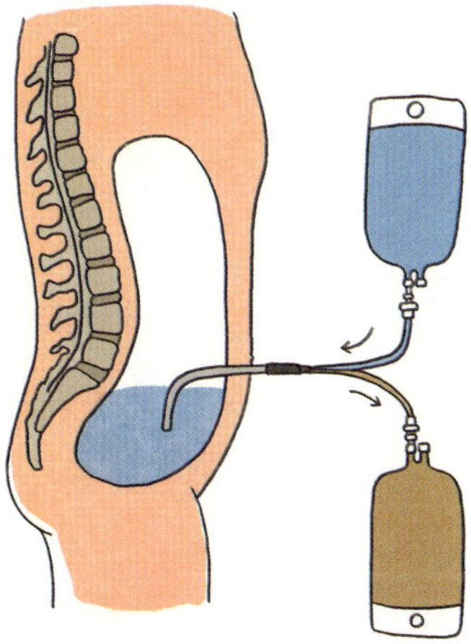

39.腹膜透析患者应如何防止感染?

腹膜透析患者容易出现腹膜炎,一旦出现,可能导致患者腹膜透析效果下降,甚至需要住院治疗。导致腹膜炎的原因常常与换液操作未严格按照无菌要求,或腹膜透析管隧道出口护理不当,或胃肠道感染,或机体抗病能力下降等因素有关。因此,腹膜透析患者平时应重视对腹膜炎的预防,了解一些腹膜炎的相关知识。一旦发生腹膜炎,应及时就诊。

★ 换液环境和要求

腹膜透析换液的固定换液区要满足下述条件:

(1)洁净干燥。在换液的时候要暂时关上风扇和门窗,防止灰尘飞舞或进入室内。桌面及物品要保持干净。

(2)光线充足。可以采用自然光源或人工光源。

(3)建议家里不要养宠物。当更换腹膜透析液时不允许宠物在现场,也不允许宠物在放置透析物品的房间里逗留。

(4)换液时请不要接打电话。

(5)用于换液的房间应定时清扫消毒。

★ 隧道出口护理

做好隧道出口护理是预防导管相关性感染及腹膜炎的重要条件,在进行隧道出口护理前,应彻底清洗和擦干手。

(1)腹膜透析置管手术后应保持隧道出口处干燥直至完全愈合,通常需要2周时间,其间避免洗澡。

(2)隧道出口处愈合后可使用含碘消毒液或洗必泰等抑菌剂,也可使用抗菌肥皂,但应避免清洁剂流入出口处和隧道里。

(3)正常情况下,可以每天或隔天沐浴换药1次。如果出现感染,至少每天换药1次。

(4)正常的隧道出口换药,一般情况下不一定需要戴口罩和手套。但如果您患了感冒或其他呼吸道疾病,一定要戴上口罩;如果出口处有感染,一定要戴手套。

(5)沐浴时要用干净的水从上至下淋浴,禁止盆浴,不得让出口处浸泡在水里。

(6)如果出口处有痂皮,不能强行揭掉,可以用生理盐水软化后轻轻去除。

★ 透析导管及外接短管的护理

(1)导管及外接短管应紧密连接,避免脱落。

(2)保持腹膜透析导管固定,避免牵拉和损伤出口处。固定时要顺着腹膜透析导管和外接短管的自然走势,不要弯曲、压折导管或短管。

(3)外接短管使用6个月后必须更换,如有破损或开关失灵,应立即更换。如果患者在家庭透析时出现导管或外接短管损伤或渗液,应终止透析,夹闭管路,并立即到腹膜透析中心就诊。

(4)如果用胶布固定导管,禁止使用剪刀或锐器拆除,以免损伤透析导管。

★ 规范换液步骤

(1)准备

1)清洁工作台。

2)准备所需物品:腹膜透析液、口罩、碘伏帽、管路夹。

3)戴口罩并洗净双手,打开腹膜透析液外袋,取出腹膜透析液,检查接口拉环、管路、出口塞和透析液袋是否完好无损。

4)取出身上的短管,确保短管处于关闭状态。

5)如需添加药物,按医生处方将其从加药口加入透析液中。

6)称量腹膜透析液并做好记录。

(2)连接

1)拉开接口拉环。

2)取下外接短管上的碘伏帽。

3)迅速将腹膜透析液与外接短管相连,连接时应将短管开口朝下,旋拧腹膜透析液管路至与短管完全密合。

(3)引流

1)用一个固定高架悬挂透析液袋。

2)用管路夹夹住入液管路。

3)将透析液袋口的出口塞折断。

4)将引流袋放置至低于腹膜透析管出口。

5)将短管开关旋开一半,当感到有阻力时停止,开始引流,同时观察引流液是否浑浊。

6)引流完毕后关闭短管。

(4)冲洗

1)移开入液管路的管路夹子。

2)观察透析液流入引流袋。

3)慢数到5后(约5秒),再用管路夹子夹住引流管。

(5)灌注

1)打开短管旋钮,将腹膜透析液灌注入腹腔。

2)灌注结束后关闭短管。

3)再用一个管路夹子夹住入液管路。

(6)分离

1)撕开新碘伏帽的外包装。

2)检查盖帽内海绵是否浸润碘液。

3)将短管与腹膜透析液分开。

4)将短管朝下,用碘伏帽盖住短管口,并旋紧至完全密合。

5)称量透出液并做好记录。

★ 正确的洗手方法

(1)戴口罩,取下手表、戒指、手镯或手链等。

(2)调节水温,冲湿手后使用肥皂或洗手液,并在手上揉搓出丰富的泡沫。

(3)按顺序搓洗指尖、指背、手背、手掌和手腕。

(4)用流动的水将手冲洗干净。

(5)用干净的纸巾将手擦干,用纸巾关水龙头。

★ 日常注意事项

(1)增强免疫功能:腹膜透析患者免疫力低下,是感冒的易感人群,在感冒多发季节,应注意保暖,避免到公共场所,以减少被传染的可能。

(2)增加营养:腹膜透析患者每天通过腹膜透析液丢失5～15克蛋白质,平时宜多摄入优质动物蛋白,如鸡蛋、瘦肉、牛奶,加强营养,提高免疫力。

(3)避免肠道感染:应注意饮食卫生,选购食品一定要新鲜、质量好,烹调时要烧熟、煮透，不食隔夜饭菜、变质及刺激性食品，避免胃肠道感染，发生感染时要积极治疗。保持大便通畅也很重要，便秘时充满粪便的肠管会压迫腹透管，使透析液灌入和排出发生障碍。同时，细菌会穿透肠壁进入腹腔而引起腹膜炎。预防便秘可多吃高纤维食物，如糙米、高纤维麦片，每天进行一些适度的活动，发生便秘时可服用缓泻剂。

★ 早期发现腹膜炎

一旦发现透析引流液浑浊，或出现不明原因的腹痛、腹泻，或透析液排出量减少，应引起高度重视，及时与医生或透析护士联系，并留取腹透液进行检查。发生胃肠道感染、胆道感染时，应及时就诊，以免诱发腹膜炎。

40.肾移植有哪些好处?

不管哪种透析，都只能代替部分肾脏功能，需要另外应用药物来纠正贫血、电解质紊乱等问题。肾移植是治疗终末期肾脏疾病的最佳手段。肾移植的优点是移植的肾能够完全代替肾脏的工作，患者生活质量高，彻底清除毒素。缺点就是肾移植手术有风险，术后有可能会发生排斥，需要长期应用抗排斥药物，导致抵抗力差，发生感染的风险增大。

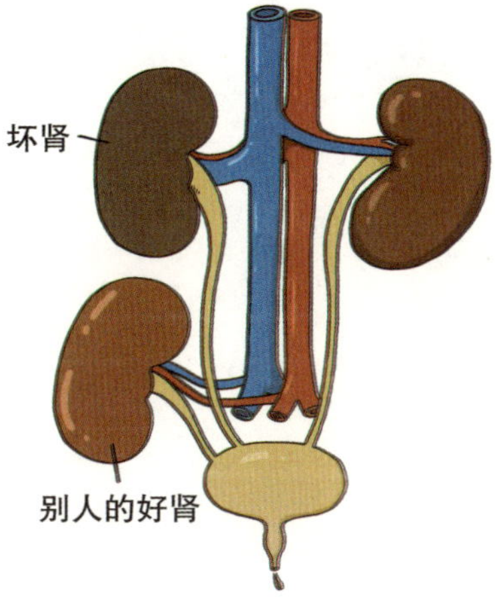

肾移植能够提供与透析完全不同的生活方式和更好的生活质量，可以避免长期透析带来的感染、营养不良、骨痛、皮肤瘙痒、蛋白质丢失等并发症，更好地延长尿毒症患者的生命。肾移植是目前改善尿毒症患者生活质量最好的肾脏替代治疗方式，可以让肾脏病患者回归正常的生活，承担力所能及的工作。

41.腹膜透析患者应该如何运动？

腹膜透析患者要根据腹透液存腹量的不同，选择合适的运动训练。可以适当地多进行一些有氧运动，以促进肠蠕动，还可以通过运动增加水分的排出。运动频率建议每周 3～5 次，进行运动幅度较小的运动如散步、快走、做抗阻力运动、打太极拳、练瑜伽等，可以在腹腔内常规保留腹透液；运动幅度较大的运动如爬山、跳健身操等，可以放空腹腔，这样可以减少腹腔压力和负担。不建议腹透患者游泳，因为即使行严格的防水保护，也有可能增加腹膜透析导管相关感染甚至腹膜炎的发生风险。应避免腹部受撞击或急速增加腹压的运动，如仰卧起坐、踢足球、打拳击等。

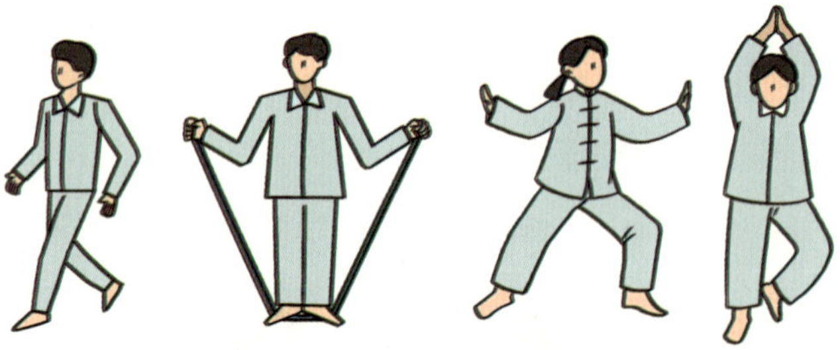

快走　弹力带抗阻力运动　打太极拳　练瑜伽

（陈兴映　孙婧　韩秀霞　王杰　刘芳　高志华　贾真　韦建新）

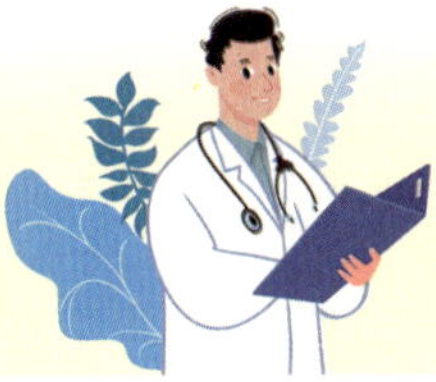

参考文献

1.王海燕.肾脏病学[M].3 版.北京:人民卫生出版社,2009.

2.赵明辉.肾脏病临床概览[M].北京:北京大学医学出版社,2021.

3.中华医学会.临床诊疗指南:肾脏病学分册[M].北京:人民卫生出版社,2011.

4.梅长林,高翔,叶朝阳.实用透析手册[M].北京:人民卫生出版社,2017.

5.谢院生.对 IgA 肾病治疗的新认识[J].中华肾病研究电子杂志,2020,9(3):144.

6.杨宏宇,吕继成. IgA 肾病的治疗进展[J]. 中国实用内科杂志,2020,40(7):551-554.

7.田秀娟,黄晨. IgA 肾病免疫炎症发病机制研究进展[J]. 中华肾脏病杂志,2020,36(5):400-405.

8.文冬梅,唐怡,谭丽,等.IgA 肾病预后预测标志物研究进展[J].山东医药,2019,59(24):102-105.

9.韩秀霞.肾脏病常见问题与解答[M].天津:天津科学技术出版社,2011.

10.刘红.免疫抑制剂治疗 IgA 肾病的临床和实验研究[D].上海:复旦大学,2010.

11.王继红. IgA 肾病的诊断与治疗[J]. 健康之家,2020,(12):32-33.

12.徐元钊.专家诊治肾脏疾病(升级版)[M].上海:上海科技出版社,2012.

13.杨继红，毛永辉.肾脏内科合理用药问答[M].北京：人民卫生出版社，2014.

14.余学清，赵明辉.内科学[M].9 版.北京：人民卫生出版社，2018.

15.葛均波，徐永健，王辰.内科学[M].9 版.北京：人民卫生出版社，2018.

16.朱大年，王庭槐.生理学[M].9 版.北京：人民卫生出版社，2018.

17.中国高血压防治指南(2018 年修订版)[J].中国心血管杂志，2019，249(1)：24-56.

18.中国糖尿病肾脏病防治指南(2021 年版)[J].中华糖尿病杂志，2021，13(8)：762-784.

19.Kidney Disease：Improving Global Outcomes(KDIGO) Diabetes Work Group. KDIGO 2022 clinical practice guideline for diabetes management in chronic kidney disease[J]. KidneyInt，2022，102(5S)：S1-S127.

20.ANANTHAN K，ONIDA S，DAVIES AH. Nutcracker syndrome：An update on current diagnostic criteria and management guidelines[J]. Eur J Vasc Endovasc Surg，2017，53(6)：8.

21.CHO JY，LEE YH，TOI A，et al. Prenatal diagnosis of horseshoe kidney bymeasurement of the renal pelvic angle[J]. Ultrasound Obstet Gynecol，2005，25(6)：554-558.

22.李胜利.胎儿畸形产前超声诊断学[M].2 版.北京：科学出版社，2018.

23.MITCHELL TUBLIN，AMIR A. Borhani，alessandro furlan. Diagnostic imaging：genitourinary，third edition[M].Philadelphia：WB Saunders Co，2016.

24.HOUAT AP，GUIMARÃES CTS，TAKAHASHI MS，et al. Congenital anomalies of the upper urinary tract：A comprehensive review[J]. Radiographics，2021，41(2)：462-486.

25.WONG HYF，LEE KH. The pancake kidney[J]. Abdom Radiol (NY)，2019，44(1)：381-382.

26.LOMORO P, SIMONETTI I, VINCI G, et al. Pancake kidney, a rare and often misdiagnosedmalformation: A case report and radiological differential diagnosis[J]. J Ultrasound,2019,22(2):207-213.

27.张凤莉.饮食护理干预在肾病综合征患者糖皮质激素治疗中的应用[J].中国基层医药,2014,21(12):1916-1917.

28.田荣荣,张红梅,常立阳,等.慢性肾脏病低蛋白饮食治疗的研究进展[J].中华全科医师杂志,2022,21(8):784-788.

29.中国医师协会肾脏内科医师分会,中国中西医结合学会肾脏疾病专业委员会营养治疗指南专家协作组.中国慢性肾脏病营养治疗临床实践指南(2021版)[J].中华医学杂志,2021,101(8):539-559.

30.吴媛媛,赵云萍,蒋苗苗.运动康复对慢性肾脏病患者的影响[J].国际护理学杂志,2023,42(10):1787-1791.

31.中国医师协会康复医师分会肾康复专业委员会,马迎春.我国成人慢性肾脏病患者运动康复的专家共识[J].中华肾脏病杂志,2019,35(7):537-543.

32.中华医学会肾脏病学分会专家组.中国慢性肾脏病患者高血压管理指南(2023 年版)[J].中华肾脏病杂志,2023,39(1):31-36.

33.金晓红,王莹,范伟峰,等.慢性肾脏病患者高血压的控制及其相关因素[J].中华肾脏病杂志, 2011, 27(8):5.

34.陈晓平,崔兆强,林金秀,等.《2020 国际高血压学会全球高血压实践指南》解读[J].中国医学前沿杂志(电子版),2020,12(5):54-60.

35.王海燕.2021KDIGO 临床实践指南:慢性肾脏病患者的血压管理》[M].北京:人民卫生出版社,2021.

36.陈江华,中华医学会肾脏病学分会专家组.中国慢性肾脏病患者高血压管理指南(2023 年版)[J].中华肾脏病杂志,2023,39(1):48-80.

37.王辰，王建安.内科学（八年制）[M].3 版.北京：人民卫生出版社，2015.

38.中华医学会风湿病学分会.2020 中国系统性红斑狼疮诊疗指南[J].中华内科杂志 2020，59(3)：172-185.

39.国家皮肤与免疫疾病临床医学研究中心.2022 中国系统性红斑狼疮患者生殖与妊娠管理指南[J].中华内科学杂志，2022，61(11)：1184-1205.

40.梅长林.内科学肾脏内科分册[M].北京：人民卫生出版社，2015.

41.NAUGHTON CA. Drug-induced nephrotoxicity [J]. Am Fam Physician，2008，78(6)：743-750.

42.REY A，GRAS V，MORAGNY J，et al. Use of the capture-recapture method to estimate the frequency of community-and hospital-acquired drug-induced acute kidney injuries in french databases[J]. Front Pharmacol，2022，13：899164.

43.沈自尹.肾阳虚证的定位研究[J].中国中西医结合杂志，1997，1：50-55.

44.王海燕. 肾脏病学[M].4 版. 北京：人民卫生出版社，2020.

45.陈香美.血液净化标准操作规程[M].北京：人民卫生出版社，2021.

46.巢志复.尿毒症透析和肾移植[M].北京：人民卫生出版社，2007.

47.梅长林，高翔，叶朝阳. 实用透析手册[M]. 北京：人民卫生出版社，2021.

48.孟艳，张萍，何强，等. 生理性钙透析联合罗钙全冲击治疗对维持性血液透析患者继发性甲状旁腺功能亢进的疗效观察[J]. 中华肾脏病杂志，2009，25(1)：2.

49.田娜，周启明，余学清，等.2022 版国际腹膜透析协会腹膜透析相关性腹膜炎防治指南更新重点内容[J].中华肾脏病杂志，2022，38(10)：938-944.

50.陈孝平，汪建平，赵继宗.外科学[M].9 版.北京：人民卫生出版社，2018.

51.雷敏. 血液透析、腹膜透析、肾移植各自的优势是什么？[J]. 家庭生活指南，2021，37(1)：195.

52.马孝芬，刘乃全，高树熹，等.超声引导下经皮球囊扩张血管成形术治疗自体动静脉内瘘狭窄的自身对照研究[J].中国临床医学影像杂志,2021,32(8):561-564.

53.王晗,倪其泓,王预立,等.自体动静脉内瘘成熟影响因素及机制研究进展[J].中华普通外科杂志,2021,36(1):71-74.

54.NAYLOR H L, JACKSON H, WALKER G H, et al. British dietetic association evidence-based guidelines for the protein requirements of adults undergoing maintenance haemodialysis or peritoneal dialysis[J]. J Hum Nutr Diet, 2013,26(4):315-328.

55.陈晓玲.血液透析患者外出旅游需要做的攻略[J].世界最新医学信息文摘,2019,19(68):196.

56.杨黎明,刘玲,高峰巍.政策导引和治疗规范提升尿毒症透析患者生活质量[J].医学综述,2021,27(17):3329-3332.

57.张娜,张磊,杜宇,等.血液透析、血液滤过、血液灌流不同组合方式治疗慢性肾衰竭尿毒症的临床疗效观察[J].国际泌尿系统杂志,2021,41(3):516-519.

58.冯淑萍.血液透析患者自体动静脉内瘘的维护体会[J].医学信息(上旬刊),2011,24(7):4414.

59.徐玉清.分析血液透析器串联血液灌流器治疗肾性骨病患者的临床护理措施[J].心理月刊,2019,14(7):97.

60.宋延峰,张立国,邢伟,等.维持性血液透析患者内瘘渗血原因及护理[J].护士进修杂志,2010,25(14):1331.

61.朱鸿丽.血液透析患者出血及内瘘渗血的原因分析及护理[J].黑龙江医药科学,2010,33(5):23-24.

62.魏见娣,吴美英,刘池拽.尿毒症患者动静脉内瘘出血的急诊处理和护理[J].

中国实用医药，2016，11(4)：192-193.

63.JUNG JY，YOO KD，KANG E，et al. Korean society of nephrology 2021 clinical practice guideline for optimal hemodialysis treatment[J]. Kidney Res Clin Pract，2021，40(Suppl 1)：S1-S37.

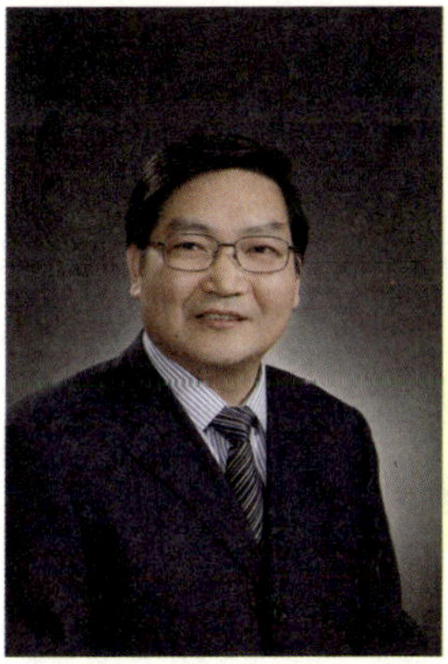

跋　健康科普——开启百姓健康之门的“金钥匙”

从医三十多年，每天面对那么多患者，我在工作之余常常思考，如何让人不生病、少生病，生病后早诊断、早治疗、早康复。这样既能使人少受病痛折磨，又能减少医疗费用，还能节约有限的医疗卫生资源。对广大医者而言，如此重任，责无旁贷。

《黄帝内经》说，上医治未病、中医治欲病、下医治已病。老子曾说：“为之于未有，治之于未乱。”这些都说明了疾病预防的重要性。

做医学科普有重要意义，是一件利国利民、惠及百姓的大事。在大健康时代，医者不仅要掌握精湛的医术，为患者治病，助患者康复，还应该积极投身健康科普事业，宣传和普及医学知识，引导大众重视疾病的预防，及早诊断和规范治疗。因此，近年来我逐步重视科普工作。

记得小时候，每每遇到科学上的困惑，我就去翻“十万个为什么”这套书，从中寻找答案。那么，百姓对身体健康产生疑问，有无探寻答案的去处？在多年的临床工作中，我常常碰到患者对疾病一知半解或存在误解的情况。我心里很清楚，患者就医之前往往会先上网搜索，可是网上的信息鱼龙混杂，不少内容缺乏科学性、权威性，患者被误导的情况时有发生。当患者遇到困惑时，能否从权威的医学科普书籍中找到答案？我曾广泛查阅，了解到有关医学科普方面的书籍虽然种类繁多，但良莠不齐，尤其成规模、成系统的丛书更是鲜见，于是，我萌发了编写本丛书的想法，并为这套书取名“医万个为什么——全民大健康医学科普丛书”，“医”与“一”同音，一语双关，“全民大健康”是我们共同的心愿和目标。

朝斯夕斯，念兹在兹。我多方征求相关专家意见，反复酝酿，最终达成一致意见，大家都认为很有必要编写一套权威的健康科普丛书，为百姓答疑解惑。一个时代，有一个时代的使命；一代医者，有一代医者的担当。历经一整年的精心策划和编写，“医万个为什么——全民大健康医学科普丛书”终于付梓了。大专家写小科普，这套书是齐鲁名医多年从医经历中答患者之问的精华集锦，是对百姓健康的守护，也是对开启百姓健康之门的无限敬意。

物有甘苦，尝之者识；道有夷险，履之者知。再伟大的科学家也有进行科普宣传的责任。“医万个为什么——全民大健康医学科普丛书”要做的就是为百姓答疑解惑、防病治病，让医学科普流行起来。

丛书编纂毫无疑问是个复杂的系统工程，自 2021 年提出构想后，可谓一呼百应，医学专家应者云集。仅仅不到一年的时间，我们集齐了近千名作者，不舍昼夜努力，撰写完成卷帙浩繁、数百万字的书稿，体现了齐鲁医者的大使命、大担当、大情怀。图书是集权威性、科普性、实用性以及趣味性为一体的医学科普精粹，对百姓健康来说极具实用价值，也是落实党的二十大报告“把保障人民健康放在优先发展的战略位置，完善人民健康促进政策”的医学创举。

在图书编写过程中，我们着力做到了以下两点：

一是邀请名医大家执笔。山东省研究型医院协会自成立起，就在学术交流、人才培养、科技创新、成果转化、服务政府和健康科普教育等方面做出了一定的成绩，尤其在健康科普方面积累了丰富经验，并打造了一支高水平的科普专家团队。本套丛书邀请的都是相关专业的名医作分册主编，高标准把关。由于医学专业术语晦涩难懂，如何做到深入浅出、通俗易懂，既能讲明医学知识又符合传播规律是摆在我们面前的难题。有些大专家学识渊博且有科普热情，不过用语太过专业；年轻医生熟悉互联网传播特点，但专业的深度有时候略显不足。所以我们采用“新老搭配”的方法，在内容和语言风格上下功夫，力求呈现在读者面前的内容“一看就懂，一学就会”。

二是创新传播形式。我们邀请专业人士高标准录制音频，把全书内容分章节以二维码的形式附在纸质图书上，以视听结合的方式呈现，为传统科普注入新鲜活力。二维码与纸质科普图书结合，让读者随时扫码即可聆听，又能最大限度拓展纸质科普书的内容维度，实现更广泛的科普，让“每个人是自己健康第一责任人”的宗旨践行得更实、更深入人心，无远弗届！

有鉴于此，我要以一位老医学工作者、医学科普拥趸者的身份衷心感谢和赞佩以专家学者为首的作者队伍的倾情付出。

还要特别感谢张运院士、宁光院士为本丛书撰文作序，并向为图书出版付出心力的编辑以及无数幕后人的耕耘和努力表示衷心感谢，向你们每一个人致敬！

念念不忘，必有回响。衷心希望“医万个为什么——全民大健康医学科普丛书”能为千家万户送去健康，惠及你我他，为健康中国建设助力。

山东省研究型医院协会会长

2023 年 5 月

胡三元，医学博士，二级教授，主任医师。原山东大学齐鲁医院副院长、山东第一医科大学第一附属医院院长。现任山东大学齐鲁医院、山东第一医科大学第一附属医院普通外科学学术带头人，山东大学特聘教授、山东大学和山东第一医科大学博士研究生导师；山东省“泰山学者”特聘教授、卫生部和山东省有突出贡献中青年专家、山东省医学领军人才，享受国务院政府特殊津贴。

对中国腔镜技术在外科领域特别是肝胆胰脾外科中的创新应用与规范推广、“腹腔镜袖状胃切除术＋全程化管理”治疗肥胖症与 2 型糖尿病体系的建立和国产腔镜手术机器人的研发做出了突出贡献。荣获国家科技进步二等奖、中华医学科技奖一等奖、山东省科技进步一等奖等 10 余项科技奖励。

主要社会兼职：中国医师协会外科医师分会副会长；中华医学会外科学分会委员、腹腔镜内镜外科学组副组长；中华医学会肿瘤学分会委员；中国研究型医院学会微创外科学专业委员会主任委员；中国医药教育协会代谢病学专业委员会主任委员；中国医学装备协会智能装备技术分会会长；山东省医学会副会长、外科学分会主任委员；山东省医师协会腔镜外科医师分会主任委员；山东省研究型医院协会会长。